マインドフル・ボディ

ハーバード大学の
人気教授が教える
意識で身体を変える方法

エレン・J・ランガー
高橋由紀子 訳

The Mindful Body

Thinking Our Way to
Chronic Health

徳間書店

まえがき

母は56歳の時に、乳がんと診断された。病気は全身に広がっており、治療は複合的なものでかなり辛いかもしれないと医者は警告した。予後は初めから暗鬱なものだった。母が最初に気づいたのは脇の下のしこりだが、がんはすでにすい臓にまで達していた。このがんとの闘いは、母にとって非常に苦しいものであり、私にも恐怖の日々だった。

医者たちは、母に残された時間はわずか2、3か月だろうと言った。だが私はかたくなに、母の気持ちを引き立てようと努め、この悪夢がいずれ過ぎ去るかのようにふるまった。当時、1人の同僚が、私が究極のオプティミズム（楽観）を体現していると言ったが、それは、おそらく心理学で言う「否認」の状態、つまり受け入れがたい現実を認めまいとしているのだということを婉曲に言ったのだと思う。

それから実に驚くべきことが起きた。母のがんが消失したのである。

最初、私たちはみな大喜びした。だがすぐに私は、母にこれまでの治療のつけが回っていることを知った。母が生き延びるとは誰も思っていなかったので、医者たちは母の回復後の生活のことまで考えていなかった。入院中に手足を動かす機会を与えられなかったため、母は退院した時には歩けないほどに衰弱していて、車椅子生活となり、これが母の気持ちをすっかり弱らせてしまった。

　周囲の人の母に対する態度も私には驚きだった。私は母の回復を強さの表れと思っていたのに、みなは母の衰弱した姿だけに注目した。そして母を、かろうじて生きている弱々しい病人として扱った。また遠からず再発して病院に戻るだろうと考えていたようだ。実際にその通りになった。9か月後がんが再び姿を現し、母は意識不明に陥った。亡くなった時、まだ57歳だった。

　がんに対する考え方の多くは、治療法も含め、その当時からずいぶん変化してきた。数十年前は、口にするのもはばかられる恐ろしい死の宣告だったが、今はむしろ慢性の病気のように捉えられることが多い。腫瘍科の病棟にも、栄養士が常駐しているし、患者のメンタル面のケアをするソーシャルワーカーもいるだろう。しかし今も変わらないのは、がんに関しては、患者の心理より医療行為の方が重要だと考えられている点である。病気の診断はもちろん重要であるが、それは、患者の体験のごく一部に注目することに過ぎない。身体的反応には状況が大きく影響を与えるのだが、そのことを医療の世界も患者側も見過ごしていることが多い。

　だが私は、それが母の心理に甚大な影響を及ぼしたのを目《ま》の当たりにした。母は医療の世界に身を置くうちにコントロール感覚が持てなくなり、がんが姿を消した時でさえ、自分を衰弱した患者と思い込んでいた。ひとたび診断が下されて病気というラベルが貼られると、医者も看護師も周囲の人々も、それに応じて患者を扱う。母はもう、私が幼い頃から知っていた快活な美しい女性ではなかった。次にどんな治療が試されるのかと不安に怯《おび》えるだけの、無力ながん患者にすぎなかった。

母のがん体験を通して、当時の健康に対するアプローチは、人をますます病気にしてしまうと、私は確信した。母の病気の深い原因を考えたことが、私の科学者として転換点となった。それ以来私は、何十年にもわたり「**マインドフルネス**」の研究をすることになる。

「マインドフルネス」という言葉は、1970年代の私の研究以来、至るところで使われるようになった[1]。新聞や雑誌を見ても、何かのインタビューを聞いても、この言葉は、よく耳にする。ほとんどは「マインドフルネス」を単に心の状態として捉えており、瞑想と関連づけられることも多い。しかし「マインドフルネス」は、私と教え子たちが研究結果で示してきたように、**「積極的な気づき」**というプロセスであり、特に瞑想を必要としない。**マインドフルである時、人は今まで気づかなかったことに気づき、知っていると思っていたことも実はよく知らなかったのだと悟る。**するとすべてが興味深いものとなり、そこから新たな有用性が見出だせる。

だが私が「マインドフルネス」という言葉を使う時は、これが重要な点だが、身体の状態にも言及している。**心の状態こそが、健康状態を決める最も需要な要素だと信じているからだ。**それは単なる「心と身体の調和」というようなことではない。心と身体は一つのシステムを成していて、人間に起こるすべての変化は基本的に、心理レベル（認識の変化）と、身体的レベル（ホルモン、神経、そして／あるいは行動の変化）で、同時に起きている。この**「心と身体の一体性」**という考え方を受け入れると、健康をコントロールする新たな可能性が現実のものとなる。マインドフルな身体のパワーを活用することは、決して難しいことではない。

ハーバード大学の私の研究室では、「心と身体の一体性」が健康に及ぼす影響に注目して研究を行っている。これは、化学物質などを分析するいわゆる「ウェットラボ」ではない。普通の部屋であり、学生、ポスドク、この研究に関心のある教職員たちが、新しいアイデアを追求するために集まってくる（最近はヴァーチャルで行うことも増えた）。彼らと共に「心と身体の一体性」という考え方を最初にテストしたのは、40年以上も前のことだ。それは、「Counterclockwise Study（時計の針を巻き戻す実験）」として知られている。[2] この研究では、高齢の男性たちに、若い頃の気分で1週間を過ごしてもらった。彼らが泊まる宿舎は、時間が20年分巻き戻されたかのように、レトロな感じに整えられている。コーヒーテーブルの上に置かれた雑誌から、レコードプレーヤーの脇に置かれたレコードアルバム、キッチンキャビネット内の皿類、古い箱型テレビで見る番組（ビデオで見られるようになっている）まで、何もかもが若かった過去の時代を思い起こさせ、住人たちを若い気分にさせる。さらに私たちは、参加した男性たちに、若かった時のように振舞うよう依頼した。最も高齢の人にも、身体が少し不自由な人にも、玄関の階段を上って部屋まで、自分で荷物を運んでもらった。カバンが重いため、中身を少しずつ運ばなければならないとしても、当人に任せた。このタイムマシン生活――つまり若い頃の自分になり切って暮らしたことの結果は、驚くべきものだった。彼らの肉体が変化した。視力、聴力、筋力が向上し、客観的な外観さえ若返った。

この発見は、一般に信じられていた「心と身体は別物」という考え方や、常識的な可能性の範囲とは、まったく相容れないものだった。従って、この結果を信じない人たちがいたのも無理のないことだ。だが私は、この実験が「心と身体の一体性」を実に明快に実証したことに大いに勇気づけられ、それ以来この概念を探求し続けている。勇気を得た私は、これと関連する大胆な仮説を次々に確かめていった。たとえば、心の状況によって、人は風邪を発症するか、インシュリンのレベルを変えられるか、必要な睡眠量を変えられるかということから、慢性疾患に対して心理的治療が可能かということまで、さまざまな研究を行ってきた。

私のすべての研究の目的は常に、心理が人の健康にとってどれほど重要かを明らかにすることであり、また身体をコントロールする能力を、その人自身の手に取り戻すことである。私は、**心こそが健康を決める主要なカギであること**と、**心の持ちようを変える簡単な介入によって健康を劇的に改善できる**、ということを示すために、この研究を始めた。中でも一番重要なのは、「症状の変動性に注目する」という研究だろう。これによって、多発性硬化症やパーキンソン病の症状、および他の慢性的な痛みなどが、心理的介入によって緩和されることも明らかになった。

この考え方については、この後の各章で順次説明していくつもりだ。しかし、身体を変えるために心理状態を変えるには、まず、いくつか誤った思い込みを捨てなければならない。そのため、第1章から第5章は、「ルール」「リスク」「予測」「意思決定」「社会的比較」に関する基礎的な問題について述べる。これらの概念に新しい視点を取り入れることにより、私たちはよりマインドフルになり、自信がつき、コントロール感覚を手にすることができる。心にこういう変化が起きると、他者との関係も自分自身との関係もよくなり、ストレスも軽減し、それらがすべて健康改善につながることを、研究の結果が示している。

第6章、第7章、第8章は、私たちがそれまで気づかなかった「健康と幸福の可能性」を探求する。私自身や他の研究者による心と身体の研究をもとに、**「マインドフルな身体」**による新しい生き方を探り、また旧来の思い込みのために失った健康を取り戻す道を探っていく。

この「マインドフルな身体」の研究は、思いがけない新奇な方向に進んだこともあった。だが私は、それらの結果も切り捨てずに何とか理解しようと努めた。「マインドフルの伝染」の研究は、そういう中から出てきたものだ。これについては第9章で述べるが、初期の研究でわかったのは、**「マインドフルな人のそばにいるだけで、マインドフルの度合いが上がる」**ということだった。ヘビードリンカーや自閉症スペクトラムの人を対象とした研究も、そこから派生した。

私はまた、いつか「マインドフル・ユートピア」とでも呼べる世界が出現するかもしれないと考えている。私たちはそういう未来を想像することによって、今の状況を違う視点で考えられるようになるのではないだろうか。

本書を読んだみなさんが、**「どんな思考もすべて健康に影響しうる」**ということを理解してくださることを願っている。本当に、誰でも心の持ちようで、健康状態をより良いものにできるのである。

◎目次

第1章

そのルールは誰が作ったのか

どんなバカにもルールは作れる。そしてバカはみなそれに従う

——ヘンリー・デイヴィッド・ソロー

ルールは確かに大事だが、それは人々の行動を導くものであるべきで、支配するものであってはいけないと思う。まず、「ルール」が一般的にどのように作られて、頑なに守られるのかを、しっかり見る必要がある。それによって、ルールにマインドレス（訳注／マインドフルの逆。無自覚に）に従うことが健康に及ぼす弊害を、よりよく理解できる。

まず簡単な話を例に取ろう。私は数十年も絵を描いているが、ちゃんと習ったことはない。絵を描く上での決まり事など何も知らなかったし、そんなものがあることも知らなかった。知っていたなら私の絵も違ったものになったかもしれない。画材店に行くと、それぞれの筆に、どういう効果のために使うかを指定するラベルがつけてある。それ以外にその効果は出せないかのようで、絵を描くのに「正しいやり方」と「間違ったやり方」があると言っているみたいだ。私は、斬新な感じを出すために筆の毛を切って使うことすらある。オリジナリティのある新しいものを生み出したいという気持ちが、絵を面白いものにするのだと思っている。厳密にルールに従っていたら、新しいものは生み出せないだろう。

この姿勢が私の絵のスタイルだ。初めの頃の絵に、1人の少年が遠くの丘の頂上で買い物袋を抱えて立っているというものがある。前景には女性が1人ベンチに座っている。絵ができた

時、私はそれを何人かの友人に見せた。1人が、遠近法がおかしいとミスを指摘した。遠景の少年が大きすぎると言う。私は従順にそれを訂正し、少年を小さくして現実に近くしたが、その時あの欠点こそが絵の魅力だったと気づいたのである。

人生も同じで、私たちはルールに従う人を称賛する傾向があるが、ルールを破ることも時に必要だ。マインドレスにルールに従うことがあまりにも多いからだ。正しい絵筆を買い、ふさわしい服装をし、適切な質問をする。だがルールにもっとマインドフルに向き合えば、それらがしばしば恣《し》意的なものに過ぎず、意味をなさないことに気づく。指定された絵筆を使わなくともいいし、遠近法のルールに従わなくてもいい。自分の絵なのだし、自分の人生なのだから。

絵筆ならいいけど、健康に関してはそうもいかないのではと、みなさんは言うかもしれない。確かに健康に関しては、医者や研究者が作ったルールを疑うなんてとんでもないと思う人たちもいるだろう。相手は専門家で、自分は素人なのだから。しかし忘れてならないのは、健康に関するルールは、多くが過去の人たちによって作られたもので、その時から医学は進歩しているということだ。また以前は、患者によって個人差があることや、同じ患者でも日々変化するということにも、十分な注意が払われていなかった。たとえば以前は、医薬品の治験は主に若い男性を対象に行われていた。従って、若い男性に対する効果については優れたデータを提供するが、身体状況が異なる高齢の女性には問題を引き起こすことが多かった。薬品は高齢女性の体内により長くとどまるからだ。現在は当然ながら、年齢、体重、性別を考慮して薬量を決めるようになってきた。

多くの病院で、見舞客は午後7時以降滞在できないことになっている。このルールはどういうデータに（データがあるとして）基づいて作られたのだろう。私は母が入院していた時、母が望む限り病室にいたいと看護師に言った。私にとっては、病院のルールよりも母の方が大事だったからだ。病院側の選択肢は3つだった。「ルールを変える」「私が残るのを見ないふりをする」「毎回私と言い争いをする」の3つである。結局病院は見て見ぬふりをしてくれた。7時までというルールを定めた時には、おそらくそれが患者にとってもスタッフにとっても一番いいと考えたのだろう。だが今では、身近な人の精神的サポートが患者の回復にとってきわめて重要であることが、多くの研究によって実証されている。このルールも見直されるべきだろう。

では、ルールが恣意的なもので、人の自由を妨げるものであっても、なぜ私たちはそれに従うのだろう。**理由の1つは、私たちの行動の多くが、自ら貼ったラベルによって決定されるからだ。**社会心理学者のラッセル・ファジオらによる研究は、非常に説得力がある。彼らは実験参加者たちに、自分を内向的だと思うように仕向ける質問（「どんな時に社交の場が苦痛だと感じますか」など）、もしくは外向的だと思うように仕向ける質問（「これまで参加したパーティでどれが一番楽しかったですか」など）を行った。[1]その後「内向性—外向性パーソナリティスケール」と呼ばれる短いテストを受けてもらった。その結果、外向性を引き出す質問をされた人たちは自分を外向的だと見る傾向が現れ、内向性を引き出す質問をされた人たちは自分を内向的だと見る傾向が現れた。さらに別の実験で、高齢の参加者たちに、加齢に関するネガティブなステレオタイプを持たせるようにしたところ、記憶力テストの成績が低下した。[2] また。女性たちにジェンダーを少し意識させただけで、女性の数学能力に関して、よりステレオタイプ的な意見が出てきたという。[3]

だが幸い、こういう状況を変えることは可能である。当時大学院生だったクリステル・ニウメンと共に行った研究を見てみよう。私たちは、本質的に気づきのプロセスである「マインドフルネス」が、ルールやラベル貼りがもたらす抑制作用を軽減できるのではと考えた。[4] 私たちは、同僚のアンソニー・グリーンワルドとマーザリン・バナージによって開発されたIAT（潜在連合テスト）を使うことにした。これは、人が無意識のうちに概念同士を結び付けているかどうかを調べるテストである。[5] 参加者たちに、いくつかの画像や概念を分類してもらい、それに要した時間を測る。たとえば無意識に「白」と「よい」を関連づけ、「黒」と「悪い」を関連づけている人は、その反対の画像、つまり白が悪くて黒がいいということを示す画像の分類には、より長い時間を要する。こうして反応時間の違いによって、隠れたバイアスが明らかになる。

私たちが行った研究では、参加者たちに写真を分類してもらい、各グループにカテゴリー名をつけるように依頼した。人は写真をマインドレスに分類すると、一見してわかる人種、ジェンダー、民族などの標準的カテゴリーを使う傾向がある。それが一番手っ取り早いラベルだからだ。アフリカ系はこちら、白人はこちら、男性はこちら、女性はこちらと分けてしまう。そこで一部の参加者たちに、テスト前に、自分の社会的集団以外の人たち（明らかな特徴を自分と共有していない人たち）の写真に対して、マインドフルに関わる演習をしてもらった。新たな心理的カテゴリー、たとえば社会性がありそうか、微笑んでいるか、などによって分類する練習をしたのである。さらに、参加者自身も新しいカテゴリーを2つ考え出すように指示した。

この簡単な介入は大きな差を生み出した。従来の分類ルールを無視してマインドフルなラベル貼りを行った場合には、IATに表れる無意識の人種偏見は半減した。また別の実験で、白人参加者たちのマインドフルネスをあらかじめ高めたところ、相手に対する共感度が高まり、自分とは違う集団に属す人たちの話を、より多くの時間を割いて耳を傾けるようになった。

このマインドフル介入が功を奏するのは、人はそれぞれ非常に違っていて、その違いはありきたりのステレオタイプの違いをはるかに凌《しの》ぐものだということに、それが気づかせてくれるからである。その結果、人を個人として見るようになり、安直にカテゴリー化した集団の一員として見なくなる。さらに、自らに貼ったラベルやそれがもたらす抑制にも縛られなくなる。また、他集団の人に対するマインドフルな気づきが増えることによって偏見が減るだけでなく、同集団の人同士の違いに気づくことによっても、他集団に対する偏見を減らすことができる。違うように見えるものの類似性に気がつくことはマインドフルネスの大事な要素だが、同じだと思っていたものの違いに気づくこともまた重要である。

ルールは恣意的なもの

ルールは、石に刻まれた文のように変更不能のものではない。ルールよりさらに厳格な法律でさえ変更は可能で、盲目的に従うのではなく疑ってみる必要がある。「合法性」と「道徳性」は同じではない。たとえば、過去において女性は男性の所有物であった。同性愛や人種間結婚は違法とされていた。禁酒法の時代、アルコールは違法だった。1830年、あごひげをたくわえた男が殴られ、抗弁したところ牢屋に入れられた。それから45年後、その男性が世を去った頃には、あごひげはファッションとなっていた。

現代においても、アメリカ各地には奇妙な法律がまだ存在し、恣意的に作られたルールにマインドレスに執着することがいかにばかばかしいかがわかる。たとえば、アリゾナ州ではロバをバスタブの中で寝かせるのは違法だし、コロラド州ではポーチにソファを置くことが違法で、メリーランド州の公共公園内では袖なしシャツを着ることが違法だ。マサチューセッツ州では、無免許で運勢を占うことが法律で禁じられていて、これなどは笑ってしまう。

米国だけではない。シンガポールではチューインガムの販売が違法だし、アテネのアクロポリスではハイヒールを履くことが法律で禁じられている。ヴェネツィアでは鳩に餌をやることが違法だし、ドイツのアウトバーンでは車がガス欠を起こすと法に触れる。中でもばかばかしいと思うのは、ポーランドの遊び場や学校で、「くまのプーさん」のマスコットを持ち込むことを法律で禁じていることだ。理由はプーさんがパンツをはいていないからだという。

ルールにマインドフルに関わる一番いい方法は、ルールというのは、成文化されたものでも、単に文化に浸透しているものでも、みな私たちと同じ人間が作ったものだと忘れないことだ。

現在ウォートン・ビジネススクール教授のアダム・グラントがハーバード大の学生だった頃、私たちは「ルールの社会的構築」について研究し、その社会的側面がしばしば軽視されるのはなぜかを探ろうとした[6]。私たちはまず参加者たちを、ルールというものが人間によって作られたものであることを認識するよう促した。それによって彼らが、ルールを無視してでも、自身にとって最善と思われる行動を取るようになるだろうと予測したのである。

1つの実験では、参加者たちに自分が患者であると想像してもらい、その状況に関するさまざまな詳細を伝えた。あるグループの人たちには、「自分が入院患者で、ベッドパンを使用していると想像してください。病室の外にいる看護師は忙しそうです。彼女を呼んで始末を頼むのに、あなたはどのくらい待ちますか?」別のグループにはこう尋ねる。「自分が入院患者で、ベッドパンを使用していると想像してください。病室の外の看護師は忙しそうです。彼女の名前はベティ・ジョンソンと言います。彼女を呼んで始末を頼むのに、あなたはどのくらい待ちますか?」

これらの2つのシナリオの違いは、後者では看護師に名前が与えられていることだけだ。だが、相手の名前を知っていると、知らない時よりも、人は早く看護師を呼ぶことがわかった。私たちはさまざまなシナリオを用いて実験したが、どのケースでも、相手の役割的特徴以上のことを知っている場合に、人は自分が必要とするものを得るための行動を起こしやすいということがわかった。困難な状況に置かれた人が、ルールや、礼儀やエチケットの決まりは人間が作ったものに過ぎず、天から与えられたものではないとわかると、より積極的に状況を変えて自分のためになるようにする。そして無用なルールや決まりを脇へ押しやる。看護師を呼ぶという実験においても、患者がこれは単に1人の人間が別の人間に援助を頼むことに過ぎないと気づけば、「忙しい医療スタッフを煩わせてはいけない」という気遣いに縛られなくなる。アダムは、こういう研究を行うパートナーとしてうってつけだった。彼自身が、マインドレスにルールや慣習に従うことなく、自分自身の道を切り開くタイプの人間だからだ。彼は、ハーバード大学院の入試面接で、自身の実績について語る代わりに、手品を披露して見せた男である。

マインドレスにルールに従うことがもっとも大きなダメージにつながるのは、健康においてである。たとえば、がんになったとする。生検で採取した組織が検査室に送られる。だが、がんに「がん細胞」というラベルがついているわけではない。誰かがそれをスライドにのせて顕微鏡で観察し、がんかどうかを判断する。病理判断が明確にできるがん細胞もあるが、はっきりしない場合もある。1人の細胞学者ががんだと言い、別の学者がそうでないという場合もありうる。こういう曖昧《あいまい》さが患者に語られることはまずない。従って患者は医者の診断を明確な結果と考えるが、実際には多くの部分が人の判断によるものだ。つまり実際問題として、ほぼ同じ所見と検査結果の2人の患者が、1人は悪性と診断され、もう1人は良性と診断される可能性もある。だがいったんがんと診断されると、さまざまな処置が次々にほどこされ、中にはそれ自体が患者に悪影響をもたらすものもある。確実なことは知りえないが、病気の必然的成り行きよりも、「がんになったら助からない」という「早まった思い込み（マインドセット）」によって希望を失い、死を早める患者がどれくらいいるだろうと、私はしばしば考える。ともかく、病気の診断基準というのは、病院によっても、州によっても、国によっても違うのだ。同じ患者が、他の病院より重症のカテゴリーに組み込まれてしまう可能性もある。

「ボーダーライン現象」の知られざる害

ニューヨーク市のグランド・セントラル駅地下にあるフードコートで、列車の発車時刻を待っている人は、妙なことが決まって行われることに気づく。ここは客が多く混み合うので、多くのレストランでは、サラダなどいくつかの料理を注文前に調理する。それら調理済みの料理は、注文すればすぐに食べられる。だが気をつけて見ると、サラダには「30分」などと、消費期限が記されている。期限直前まで定価で提供されるおいしい一品が、1分でも過ぎれば廃棄処分される。期限切れの料理を無料で提供することは許されていない。ホームレスたちが、料理の品質に決して文句は言わないと誓約してもだめなのだ。時計の分針がカチッと動いただけで、栄養豊かな食品が命のないゴミになる。

スポーツ選手が、たった数ミリ秒の違いでメダルを逃す。患者が、ぎりぎり基準に達しているというので病気と診断される。法科の学生がわずか1問しくじったために司法試験に落ちる。これらの人々は、メダルを取った選手、基準をわずか下回って健康と診断された患者、すれすれで司法試験を通った学生などと比べて、どれほどの違いがあるのだろうか。

世の中のことはすべて、コンティニュアム（連続体）に存在する。スピード、大きさ、悪性の度合いなど、思いつくものすべてがコンティニュアムといえる。にもかかわらず、人間は厳格な線引きを考え出し、それをマインドレスに適用しようとする。それによって、境界を挟むわずかな違いよりもはるかに劇的な変化が、人の生活にもたらされる。区別とはそもそも恣意的なものだ。だがカテゴリー間に厳格に線を引くことは、その恣意性を隠し、大きなダメージを与えかねない。こうしてもたらされるダメージを、私は「ボーダーライン現象」と呼ぶ。これに関する例は数えきれない。ある人のＩＱが69で、別の人のＩＱは70だとする。だが70の人だけが、正常な知能とされる。統計学者でなくとも、この2人の間にそれほど違いがないことはわかる。だが、ひとたび「知的障害」というラベルを貼られてしまうと、69の人の人生は、たった1点高かっただけの人とはまったく違う方向に進んでいくことになる。

「ボーダーライン現象」はもちろん、文字通りの境界線においても重大な結果をもたらす。第二次世界大戦前、北朝鮮の南端地域と韓国の北端地域、あるいは東ドイツの西端地域と西ドイツの東端地域には、ほとんど違いがなかった。その後、不可侵の厳格な一線が引かれた結果、今では双方に大きな文化的違いがある。ドイツでは、実際の境界線がなくなって30年たった今もそれがなくならない。

「ボーダーライン現象」は、私たちの生活のあらゆるレベルに存在する。しかし何と言っても重要なのは、それが健康に及ぼす影響である。

私は、大学院生だったピーター・オウングルと、ポスドクだったキャリン・ガネット＝ショヴァルと共に、糖尿病の診断における「ボーダーライン現象」を検証したことがある。前糖尿病と診断される血糖値の閾値を境に、そのごくわずか下の人とごくわずか上の人、つまり正常だが高めの人たちと前糖尿病だが低めの人たちを比較した。[7] 検査結果には自然なばらつきが生じるので、1ポイントの違いなどは統計学的に意味がないにしても、結果が悪い人ほどその後の経過もおそらく悪いだろうというのが当初の仮説だった。

何人かの内分泌学の専門家に尋ねたところ、全員が、ヘモグロビンA1c（血糖値の指標）が5・6％の人と5・7％の人に大きな差はないと答えた。しかしながら、どこかで線を引かなければならないので、標準的な医療の規定では、A1cレベル5・7％未満は「正常」（すぐに糖尿病になるリスクがない）で、5・7％以上は「前糖尿病」（糖尿病のリスクがある）

と分類されている（ちなみに糖尿病と診断されるのは、スコア6・5％以上の人）。

こういう「ラベル貼り」の問題点は、これがまるで決定的な診断のように聞こえることだ。診断の不確実性や、そこに人的要素が含まれることを隠してしまう。結果として、人々はそれをマインドレスに受け入れることになる。これは決していいことではない。

たとえば、A1cが5・6％の患者と5・7％の患者を比べてみると、内分泌学の専門家が言う通り、その医学的違いは極めて小さい。だが、その患者たちが辿った経緯には大きな違いがあった。みなさんはおそらく、「糖尿病になりかけている」と言われた患者たちは、健康状態を改善するために奮起するに違いないと思うだろう。だが以下のグラフは、その逆の残念な結果を示している。「前糖尿病」というラベルを貼られた人たちの血糖値は、その後急激に上がってしまった。

少なくとも糖尿病に関しては、病気に対する恐怖が行動を改善するというのは神話に過ぎないようだ。「怖いラベル」を貼られることによって、患者の糖尿病が一層ひどくなる傾向があることがわかった。おそらく自分が糖尿病であることを受け入れてしまい、初めのうちこそ食生活に気を配るものの、次第にいい加減になってしまうのだろう。どうせ糖尿病なのだからと、運動も次第にやらなくなるのかもしれない。あるいは初期の糖尿病だと思い込んだ「心」に、「身体」が従ってしまうのかもしれない。

この結論には、反対意見ももちろんあるだろう。糖尿病を発症する可能性は、どれほど僅か

「正常」というラベルVS.「怖い」ラベル

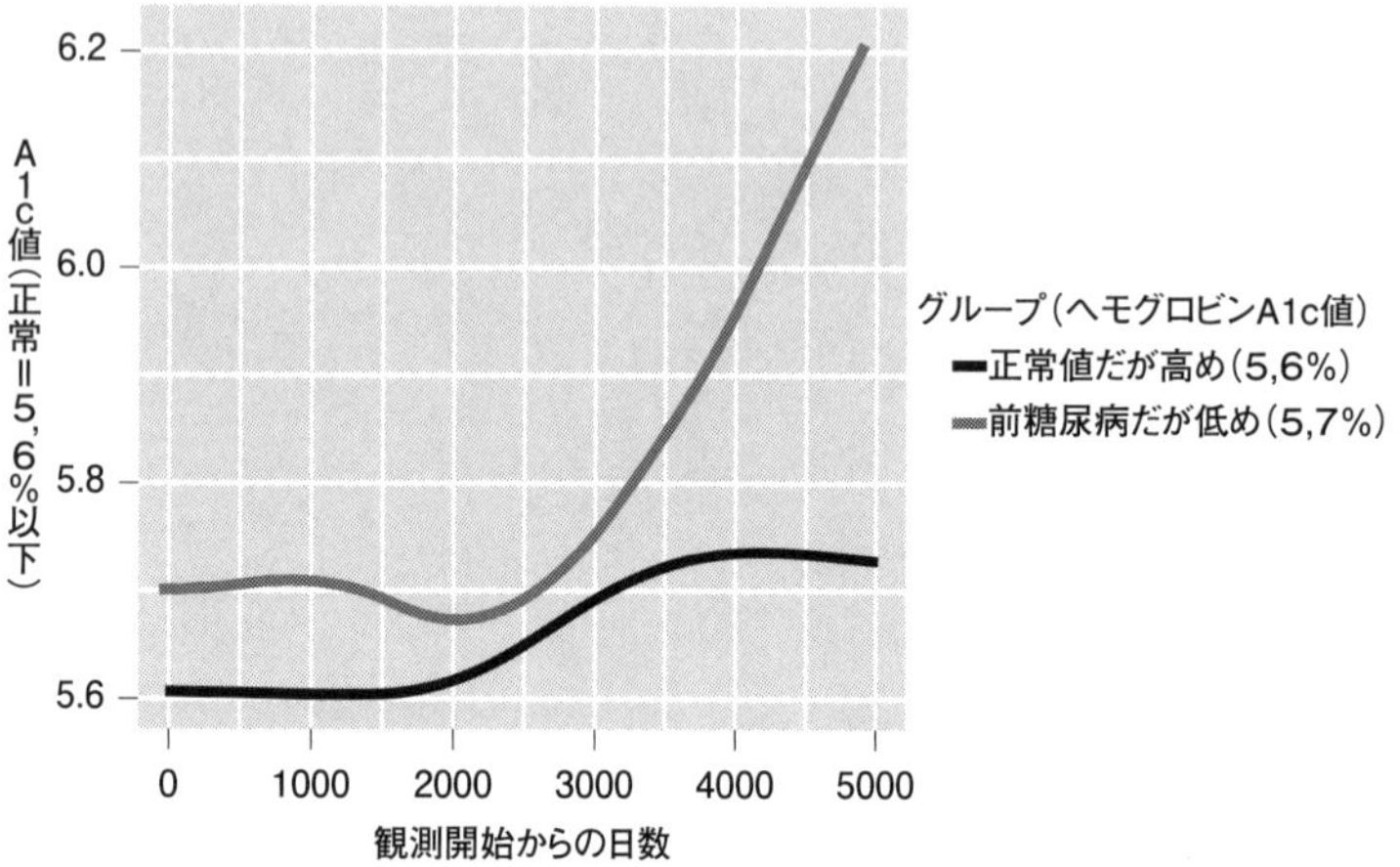

どちらも「怖い」ラベル

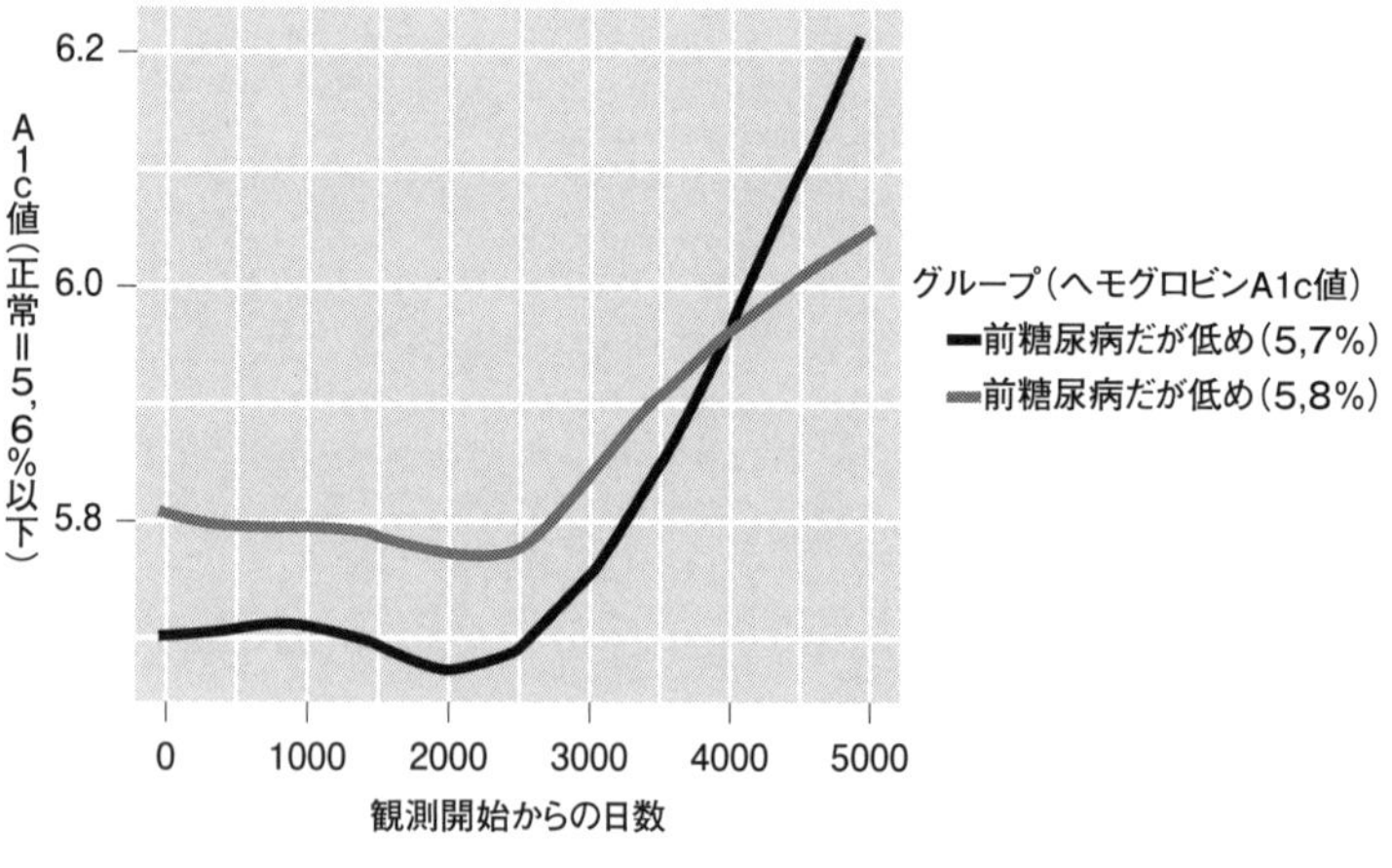

でもA1cテストの値が高いほど大きいと主張するかもしれない。その主張ももっともなので、その通りかどうかを知るために、私たちは、テスト結果が「高め正常値」の、5・5%の人と5・6%の人たちについても調べてみた。糖尿病予備軍というラベルがその後を左右するのでないのなら、5・5%の人と5・6%の人との間にもその後の経過に関して有意の差が出るはずである。

ところが結果はそうではなかった。ぎりぎりで正常値内にあるこれらの人たちは、どちらもほぼ正常値を保ち、健康ラベルを維持した。時間がたつにつれて、糖尿病になる心配も少なくなっていった。

前糖尿病のうちの血糖値低めの人たち、たとえばA1c値5・7%と5・8%の人たちの場合も同様で、双方に有意な差は出なかった。つまり、A1cが厳密にいくらであるかは関係がなかった。影響を及ぼしたのは、「怖いラベル」がつけられたことで、不幸なことに、それはこの人たちに長期にわたって悪い結果をもたらすことになった。「前糖尿病」と告げられた人たちの血糖値は、5・7%の人も5・8%の人も同様に、大幅に上昇した。

前糖尿病ないし糖尿病というラベルを貼られるか、かろうじてそれを免れるかの違いは、保険料や保険適応範囲にも関わる。これもまた「ボーダーライン現象」で、ある人の場合は「契約前発病」とされ、健康状態がほとんど同じ別の人の場合は、まったく問題にならない。

さらに重要な教訓は、**健康に関する情報をマインドレスに取り込み、データ内の不要なノイ**

ズで自らの運命を思い定めてしまうことが、どれほど危険かということだ。病気に関する用語はほとんどが、身体の生物医学的モデルを基にして（従って精神の持つ力を無視して）いて、症状は不変で制御不能なものだという幻想を生み出している。その結果、人々は知っているつもりの知識を基に、診断を疑ってみることも、違う行動を取ることもせず、ただちにステレオタイプ的な反応と行動を取る。慢性症状の場合に、貼られたラベルが当人のコントロール感覚を奪い、最善の健康と幸せを手にする可能性を奪ってしまうのも同様である。

いったん既製のラベルが貼られると、その人独自の症状は無視するように促される。だが一人一人の症状は多くの場合、ラベルが示すような固定的・絶対的なものではない。前糖尿病の人たちも、生活習慣を少し改善すれば、糖尿病になる必然性などないということを理解するべきだ。ところが病気の診断は、得てして「自己実現的予言」となりかねない。つまり、診断が病気を作り出すのである。

もちろん、医学検査に基づく診断を行うべきではないなどと言うのではない。ラベルを貼ることは、ある意味避けがたい。しかし医者は可能な限り、診断には人間の判断が含まれていて、結果は暫定的で不確実なものであることを、患者が理解できるようにする必要がある。

たとえば、視力検査や聴力検査で、正常ラインをわずかに下回ったとする。結果はボーダーラインの少し上だった人と、ほとんど変わらないのだが、そのたちには眼鏡や補聴器が処方される。検査結果は絶対的なものでなく確率的なものだと、患者に知らせてあげたらどうなのかと私は思う。

後の第5章で詳しく述べるが、検査の結果に影響するような一時的な要因は数知れずある。それなのに、検査結果によって永続的に治療を必要とするカテゴリーに入れられてしまう。同じ検査を次の日に受けたら、まったく違う結果が出る可能性もあるのだ。

ルールもラベルも、正常と病気を分ける分割ラインも、すべて人間が定めたものであることを理解すると、ある状況が違うものになりうるということがわかってくる。そして新しい自由の感覚を持つことができ、可能性が広がる。行動に関してだけでなく健康状態に関しても同様だ。大事なのは、これまでマインドレスに受容していたことに疑問を持ち、自分を抑制してきた情報や診断をマインドフルに問い直すことだ。それによって、自らの症状を回復させる方法を学ぶこともできる。

「まえがき」で述べたように、母が乳がんを患ったことは、私のその後の研究のほぼすべてにインスピレーションを与えた。告知を受けた時から、自然緩解を得た時、そして最終的に死に至るまで、母は示されたルールに決して疑問を持つことはなかった。あの頃の母に、このアドバイスができたらよかったのにと思う。

第2章

リスク、予測、コントロール幻想

人生は、大胆にそれに挑むか、何もしないか、どちらかです。

——ヘレン・ケラー『Let Us Have Faith』

私は、素晴らしい「もしかして」を見つけにいく。

——フランソワ・ラブレー

私はよく、「リスクを取る人」だと言われる。大概は褒め言葉としてだが、私は自分でそう思ったことはない。「これは代価を伴うかもしれないけど、まあともかくやってみよう」などと考えることはめったにない。むしろその時々で、周りの承認と妥当性の確認を求めてきたと思う。

良い例が、ハーバード大学の若手教員だった頃の話だ。あるラジオ番組からオーディションを受けるように誘われた。この放送局は、カリフォルニア州の人気女性心理学者をホストとして雇っており、東海岸でもそういう人材を探していたのである。彼らは学部長デイブ・グリーンに推薦を依頼し、私のところに話が来た。

オーディションでは、模擬電話の応対をさせられた。最初の電話相手は、「ロルフィング」について聞いてきた。これは代替医療の1つで、身体のエネルギー場を地球の重力場と調和させるというものだ。私はほとんど何の知識もなかったが、自信たっぷりに答えた。すると驚いたことに相手はさらに突っ込んだ質問をしてきた。私はこれにも、よく知っているようなフリをして回答した。

1週間後、私はその仕事のオファーをもらった。だが少し考えて断ることにした。大学でテニュア（終身在職権）さえ取ってなかったし、いずれ「ランガー教授」になりたいという思いが強かったからだ。ラジオの仕事をすることで、本来の仕事が軽く見られないかと心配だったし、「賢い人」と思われたいのに「面白い人」と見られるのも嫌だった。その後私はテニュアを取って、学生を教える仕事を引き続き楽しんだ。従ってラジオ番組のホストになることで仕事の重みが損なわれるリスクを考えた自分の判断を、一度たりとも後悔したことはない。それでも、実際のリスクをもっとマインドフルに考えれば、番組ホストの仕事をして、その後教授になるという道もあり得たかもしれないと思うこともある。他者から一般的にどう思われているか（大胆でリスクを恐れない科学者）と、自身をどう認識しているか（どちらかと言えばリスクを避ける人間）との矛盾について考えるうちに、私はリスクに関わる基本的な思い込みについて興味を抱くようになった。

このパラドクスはどうして生じるのだろうか。私はたまに競馬場に行くことがあるが、大体いつも、応援している馬が3位になると予想する。こんなのはリスクを取る人間の賭け方ではない。一方、私は以前、自分の資産の情報を信用していた友人に教えてしまい、多額の金をだまし取られたことがある。競馬ではごく小さいリスクしか取らないのに、個人情報を人に教えて金を失うというのは、いったいどういうことだろう。私は馬が好きだが、競馬に関してはまったく知識がない。だから思い切った賭けはしない。ところが、自分は人間というものをよく知っていると思っていたので、はたから見れば大きなリスクを取り、詐欺師を信じてしまうことになったようだ。

リスクを取るのは、何かに関して専門性がある場合だけではない。行動の選択肢が他にあることを理解していない時にも、人はリスクを取る。私は11歳くらいの時、歯医者が母に「お嬢さんは実に勇敢だ」と言ったのを覚えている。私はすぐ、それなら他の子たちはどうしているのかと思った。私は歯の治療がリスクを取ることだとは思わなかった。他の子たちよりも勇敢だということもない。他に選択肢があると知らなかっただけだ。

リスクを取るという神話

リスクを取ることに関しては、文献もたくさんある。一般に言われるのは、やってはいけない行為というのがあって、それは本質的にあまりに危険なことや、結果にリスクを取るだけの価値がないことであるとされる。この考え方はしっかり根を張っていて、疑問を持たれることはまずない。

しかしリスクを取るという考え方には、誤解があると私は思う。人は自分が納得できるように行動するもので、そうでなければ違う行動を取るはずだ。たとえば私が何かをしようとしている時、私の成功予測が他の人の予測よりも大きければ、他の人からは私がリスクを取っているように見える。しかし私のしていることを同じように信じる人なら、おそらく私と同じ行動を取る。言い方を変えれば、「リスクを取る」というのは、それを観察している側からそう見えるということである。**リスクを取る人たちは、その行為が他者から不可解に見えたとしても、自分にとって意味があるから行うのだ。**私がラジオ番組のホストを断った時、プロデューサーは一介の大学教師が有名になるチャンスを棒に振るなんて、頭がおかしいと思ったかもしれない。だが私にとってみれば、名声やお金には、学問的キャリアを危うくするに値する価値がなかった。

リスクがまったく主観的なものだという例をもう1つ挙げよう。実は私は16歳の時に、ひそかに結婚した。今思えば、当時周囲の人たちは、私があらゆる意味で大きなリスクを取ったと考えただろう。しかし「リスクを取る」ということは、選択肢を知り、それらの潜在的代価を認識することである。私はその結婚に代価が伴うとは思わなかったし、他の選択肢については考えさえしなかった。ジーンと私はどちらも無神論者だが、たまたま教会のダンスパーティで出会って結婚したいと思った。だから結婚したのである。

悲観的に聞こえるかもしれないが、どんな結婚もある程度は根拠のない楽観を伴う。もし「アメリカでは結婚した夫婦の半分が離婚する」という統計を冷静に考慮したなら、法的に束縛される約束などしようと思わないだろう。しかし恋に落ちていた私たちは、そんな統計のことなど考えなかった。自分たちだけは違う、この愛は永遠に続くので離婚のリスクはないと思っていた。

結婚は、最初にジーンが思いついた。彼の友人が、妊娠したガールフレンドと結婚したからだ。多くの州では18歳未満の結婚は違法だったが、ワシントンDCに年少者にも結婚の手続きをしてくれる人がいるのだという。その時ジーンは17歳、私は16歳だった。私たちもそこに行って結婚させてもらおうというアイデアが、大変ロマンチックなものに思えた。それを決行すると決めた日、私は午前3時に起き、両親に「ちょっと出てきます。また後でね」という置き手紙を残して家を出た。うまいやり方だと私は思っていた。私たちは、ヨンカーズ市からはるかワシントンDCまで車を走らせ、ジーンの友人を結婚させたという人を探した。しかし結局その人は見つからず、私たちは周りの人が不審に思う前に家に戻った。

だが私たちの結婚の意思は固く、ジーンは2人の出生証明書に偽装を施し、私たちは近所で「正式に」結婚した。結婚に必要な血液検査も受けた。私は警戒を怠らず、採血後の絆創膏が両親に見つからないよう、しばらく長袖の服を着ていた。16歳の知恵では、注射痕が見つかっただけで、両親に私が新婚の妻だとばれてしまうと思ったようだ。

市役所で婚姻の登録をすると、洗濯や掃除用の洗剤の試供品をプレゼントされた。断るわけにもいかず、捨てるのも忍びないので、私は母に電話をして洗剤のサンプルをたくさんもらったと告げた。そうしておけば、どこで手に入れたかと聞かれるリスクが防げると思ったのだ。またその同じ日、私は何気ない調子で母に、自分も郵便受けを開けるカギが欲しいと言った。実家に住み続けるのだから、新しい苗字の「ミセス・モスト」宛に来る郵便物を、両親の目に触れる前に取り出す必要があった。

ジーンも私も、この秘密は守られているとほぼ確信していた。そして3年後、私が19歳になった時、私たちはオープンに再び結婚した。私は母がウェディングプランを立てるのに任せ、何も言わなかった。だが2人は、式の前にすでに結婚していることを母親たちに話すことにした。秘密を打ち明けたあと、両方の母親たちの前で話したのはまずかったとわかった。ジーンの母は、すでに知っていたし、私の母もまた知っていた。そして母親たちは相手が知っていることを知っていた。つまり誰もが、みなが知っているという事実を知っていた。それを私が口に出した時、みなが私に向けた眼は明らかに、知っている人にそれをわざわざ言うべきではないと告げていた。黙っていることによって、みなが何を避けようとしていたのか、私にはいまだにわからない。わかっているのは、私たちの結婚をリスクと見ることによって、みなが互いによそよそしくなったということだけだ。

行動者か観察者か

アーネスト・ヘミングウェイは、スペイン内戦の悲惨な闘いについて好んで語った。その中にこんな話がある。司令官が国際義勇軍リンカーン大隊の兵士たちに、敵の砲火から身を隠すよう命じた。だがウィリアム・パイクという1人の兵士はそれに従わずに進み、結果的に敵軍の正確な位置を突き止めた。これが勝利につながる重要な情報となり、パイクはその勇気を称えられてメダルを贈られた。後に彼は、なぜ他の兵士たちのように身を隠さなかったのかと聞かれ、「耳が悪いもので、隊長の命令がよく聞こえなかったんです」と答えたという。誰もがみな彼がリスクを冒したと思い込んでいたのだが、本人はリスクを承知の上でそうしたのではなかった。

私たちは、どんな状況が作用したかを考えず、安易にこの人はこういう性格だと決めつけてしまう傾向がある。1970年代頃から、社会心理学者たちは、人が自身や他者をさまざまに判断する様子を研究してきた。誰かが歩いていてゴミ箱にぶつかったとしたら、周囲の人はその人のことを不器用な人間だと思うかもしれない。だがその人は年中ゴミ箱にぶつかるわけではないので、当人にはもう少しましな理由があるだろう。考え事にふけっていたとか、携帯でメールを打っていたといった理由だ。人は自身の行動については、より好意的に解釈する。何か失敗をしても、それは自分が悪いのではなく、その特定の状況がそうさせたと考える。
この行為者と観察者の見方の違いに関して、私の理解はもう一歩踏み込んだものだ。簡単に言うと、人の行為というのはすべて、当人にとっては意味を成すと考える。そうでなければ人はその行動を取ることはないからだ。つまり、他者を理解する上で非常に大事なのは、その人の視点を明らかにすることである。「いい」「悪い」を判断するのではなく、十分な共感を持って考える。

私は毎年「意思決定」に関する授業をしているが、その際、こんなストーリーを使う。何人かが、馬の運動場の中に立っている。そこへ20頭ばかりの馬が猛然と走ってきた。みなは一斉に逃げ出したが、私だけは動かずにその場に立っている。

学生たちに私の行動を説明するように言うと、ほとんどの学生は、私は気が動転してしまったのだろうと答える。私はそこで、考えられる理由は他にもあるということを説明する。学生たちは馬が人を襲うと思い込んでいるが、私は馬が自分にあいさつをしに来たと考え、喜んでその場に留まったのである（私は馬牧場で働いていたことがあり、馬は突進してきてもじっとしている人間を避けて通るものだと知っている）。もし危険だと考えたなら、私も逃げ出すだろう。つまり、人々は状況を同じように解釈したなら、おそらく同様の行動を取るということだ。20頭の馬が猛然と向かってくるというような、一見明快な状況であっても、それを解釈する道は幾通りもあるということを覚えておく必要がある。私が人と異なる反応をしたからといって、何も現実否認をしているわけではない。単に状況を他の視点から見ているに過ぎない。もし状況を少し変えて、ほとんどの人がその場に留まったのに、私だけが逃げ出したという設定にしたなら、彼らは私を臆病と解釈しただろう。

私は学部生だった頃、「実験的行動分析」講座の期末論文として、「プログラムド・テキスト」を作成した。この「プログラムド・テキスト」というのは、自己テスト用の問題を少しずつステップアップしながら提示していく教材である。これは期末論文としてはかなり異色で、私の教授はそれを「大胆」な論文だと褒めてくれた。だがこれはその褒め言葉に値しない。自分でリスクだと思っていなかったからだ。面白そうだと思ったから書いたに過ぎない。論文として出すにはかなり「大胆」なものだと知っていたなら、私はほかの学生と同様に、普通の論文を書くことを選んだだろう。

その頃、統計学のゲイ・スノッドグラス教授が、私を研究アシスタントとして雇ってくれた。教授が考えなかったアイデアを思いついた時、彼女は私を「クリエイティブだ」と言ってくれたが、私は自分がクリエイティブだなどと考えたことはなかった。その言葉は、絵が上手な子や楽器が弾ける子に使う言葉だと思っていたのである。

私はこうして「大胆」と言われ「クリエイティブ」と言ってもらった。もちろん、もし期末論文が教授に「レベルが低い」と評価され、統計学の新しいアイデアが「無理なこじつけ」と言われていたら、私は新たな自己イメージとそれに伴う解放感を得られなかっただろう。人と違うことで非難されていたら、もっと無難な道を選ぶ姿勢が固まっていたと思う。

社会的アイデンティティが、リスクの認識に大きく関わることを示す研究はたくさんある。たとえば、マイケル・モリス、エリカ・カランザ、クレイグ・フォックスらが行った研究では、人々にどの候補者に投票したかを尋ねて、政治的アイデンティティを目覚めさせると、共和党に入れた人たちは、「保守的」というラベルが貼られた投資先を選ぶ傾向が高くなった。民主党に投票した人たちには変化はなかった。(1) 多くの科学者たちは、リスクに対する好みは人によって一定していると考えているが、この実験によって、「自分は保守的だ」という政治的アイデンティティを少し活性化させると、保守的な投資がより良いものに思えてくるということが示された。

ラベルというのは、単なる名札以上の働きをする。人の行動まで変える力がある。私たちはラベルを貼られた場合、それに対して「マインドレスに受け入れる」「マインドレスに否認する」「マインドフルに考える」の3つの選択肢がある。マインドレスに反応したのでは成長がない。貼られたラベルのカテゴリーの中で、これまで通りに生きるだけだ。だがマインドフルにそのラベルを見極める気になれば、それを真実だと単純に受け止めることなく、そのラベルの有用性を考え、そこから何が学べるかを考えることができる。教授に「クリエイティブ」というラベルをもらったことも、私の研究生活の方向を決める要素になった。

リスクと予測

つまり、人を「リスクを取りたがる人」と「リスクを避ける人」に単純に分類することはほぼ不可能だ、というのが私の考え方である。こういう言い方はいまだによく耳にするが、じっくりマインドフルに人々の行動を考察してみると、これらのカテゴリーラベルを貼ることができないことがわかる。例えば、自転車にヘルメットなしで乗る人はリスクを取っているように見えるが、少なくとも当人は納得してそうしているのである。ヘルメットをかぶらないのは、ケガをしてもいいと思っているからではない。風に髪をなびかせる感覚が好きなのかもしれないし、おそらくそれよりも、自分は事故を起こさない（あるいはヘルメットが義務づけられている州では、自分は警察に捕まることはない）と予想しているからである。

「リスクを取る」という考え方は、別の意味でも誤解されている。そもそも行動を起こす前にリスクを見積もることなどできない。予測できるものと予測できないものがあるからではない。人が出来事にどう反応するかを含め、ほぼすべてのことが予測不能だからだ。簡単な実話を例に取ろう。ずっと以前のこと、ボストンのあるイベントに参加した時、私は1人の男が少女に対して荒っぽい行動を取っているのを見た。男は少女の腕をつかんで無理やり車の方に引きずって行こうとしている。私はその時単純に、男は少女の父親なのだろうと推測した。しかし、性的暴行に関して感度が上がっている今の私なら、あの男は犯罪者で少女は被害者かもしれないと思うだろう。真相はわからない。つまりそのように、推測というのは単なる予想や勘などと大差はない。後で詳しく述べるが、「意思決定」もまた、推測とか予想と変わらないのである。私はその時、実際に何が起きていたのかまったく知らないまま、ただ大丈夫だろうと推測した。今ならおそらく別の反応をしただろうし、少なくとも何らかの介入を考えたと思う。

私たちは、自分には推測する能力があると思っているが、それは毎日どれほどたくさんの誤った推測をしているか気づいていないからだ。恥ずかしいと感じる状況はほとんどみな、誤った推測がもたらしたものである。店に入る際に押すべきドアを引いたり、引くべきドアを押したり、ナイフを取り出そうとしてフォークを出したり、乾燥機に入れたはずのソックスが見つからなかったり、そういうことがしょっちゅうないだろうか。こういうケースはみな、自分の行動はうまく行くと推測して、その結果失敗するものだ。決して新型コロナに感染しないと予測していたのに感染する。自分の体力や記憶力を過信したり、睡眠不足でも問題ないと思いこんだりして、失敗する。私たちはこういった誤った予測や推測を常に行っている。まして、他人の行動を推測する能力などは、推して知るべしだ。かかって来るはずの電話を待つことなど、しょっちゅうあるだろう。

おそらくもっと重要なのは、医療の専門家たちが行う推測だろう。私の母の医療チームは、がんが膵臓に転移しているので、母はもう長くないだろうと推測した。それによって彼らは母に身体を動かす機会を与えなかった。まえがきでも書いたが、そのために母は、緩解して退院した時には歩くこともできず、車椅子生活になってしまった。母は、自分を衰弱しきった病人だと思いこみ、その気持ちが最終的に死を早めたと思う。がんがいったん消滅したのだから、彼女はもっと元気で強い気持ちでいることもできたはずだ。医学の専門家であろうがなかろうが、誰にも将来を見通すことはできない。医療の世界がこの事実を受け入れるようになれば、患者は病状や年齢にかかわらず、「治るかもしれない」という期待をもって扱われるのではないだろうか。

予測や推測が可能だというのは幻想にすぎない。それを忘れがちなのは、私たちがマインドレスだからだ。ものごとはもう少し複雑だ。たとえば、誰かがあなたに気がありそうな様子を見せていると思えば、あなたは相手が自分をデートに誘うと推測するだろう。だが、相手は自分をからかっているに過ぎないと考えたら、デートに誘われることはないと推測する。そして、そもそもどちらか確信が持てなかったら、その場合は何の予測もしないだろう。

どんな状況も行動も、さまざまな解釈が可能である。こういう「不確実性」を理解すればするほど、推測をしないようになる。そして、多くの可能性にマインドフルに向き合えば、推測は実際には難しいということも納得できる。逆に、ものの見方が硬直化していると、推測の誤りは見過ごされて、推測が可能だという幻想を持ち続けることになる。気のある様子をした男からの電話がなくても、誘うつもりはあるのに忙しくて取り紛れているに違いない、そのうちかけてくるだろうなどと考えてしまう。そして自分には推測する能力があるという思い込みを改めない。

ほとんどの人は、予測・推測可能性が幻想だということを容易に理解しない。だが、それをほのめかすものは文化の中に見られる。一番よく示しているのが、オスカー・ワイルドの、「神は人を罰したいと思う時、その祈りに応える」という言葉だ。またよく耳にする警句で「願い事に気をつけて」というものもある。願いがかなった時、予想外の負の側面を伴っていることがよくあるからだ。「予期せぬ結果」という表現にも同様の意味が含まれる。

推測も、少なくともたまには当たるのだから、利点もあるのではと言う人もいるかもしれない。その場合の問題点は、どの推測に利点があるかを前もって知ることができないことだ。社会心理学者のダン・ギルバートは、多くの研究の結果、利点があると思われる推測でさえ、その結果が、実際に予期したほど良いものなのか悪いものなのかはわからないという結論に至った。(2)

中学生の頃、雨の日は学校に行きたくなかった。髪の毛が縮れてうねるからだ。その時に誰かが、大人になったら同じ理由で雨の日が好きになるよと言ってくれたとしても、私は信じなかっただろう。今やカーリーヘアはファッションだ。だから私は雨が降ってもまったく構わない。だが、予測を誤るのは子どもだけではない。

数年前、私の仕事が映画化されるかもしれないというまったく予想外の素晴らしい知らせが届いた。映画プロデューサーのグラント・シャルボが連絡してきて、私の「時計の針を巻き戻す実験」（身の回りの状況を昔に戻して、参加者の見た目や気持ちが若返ることを確認した実験）を映画化したいという。グラントの妻ジーナ・マシューズも、製作に加わるという。彼女は、ヘレン・ハント主演の「ハート・オブ・ウーマン」のプロデューサーの1人で、私の役はヘレンが演じるのがいいだろうということになった。

その数週間後、私はニューヨーク市のミートパッキング地区で買い物をしていた。店の試着室にいたところへ、何とヘレン・ハントが入ってきた。どちらもニューヨーク市の住人でもないのに、こんなところで出会うとは！　私は照れながら自己紹介し、映画化の話をした。ヘレンは映画のスクリーンで見るよりもなお、魅力的で美しい人だった。

結局、ヘレン・ハントは都合がつかずに出演できず、そのまま数年が過ぎた。グラントとジーナは、よい女優さんたちを何人か提案してくれたが、さまざまな理由でうまく運ばなかった。それから彼らは、ジェニファー・アニストンに話をもちかけ、今度はうまくいきそうに見えた。私たちは、マリブにあるジェニファーの家で、プロデューサーのクリスティン・ハーンも交えてランチをすることになった。

ジェニファーの家を訪れた時、大学教授と大女優というまれな取り合わせで、私たちはみな少々硬くなっていた。ジェニファーは輝くようにきれいだった。だが犬の話題になった時、彼女は愛犬と一緒に写っている雑誌の写真を見せてくれ、自分の挑発的なポーズを恥じらった。

私は彼女の、女優らしくない自然なところに好感を持った。私は、自分の言動が偽りのない本物であることを何より大事にしているが、ジェニファーもまたそういう人に思えた。みなは床の上に車座になって私の話を聞いてくれた。実に最高のセミナーだった。

おいしい昼食を取りながら、私たちは軽い会話とワインを楽しんだ。だが、食事が終わった後、ジェニファーは少しストレスを感じているように見え、少し外に出てタバコを吸ってくると言った。私は立ち上がって彼女と共にテラスに出た。私が「愉快でない仕事だけど、誰かがやらなくてはならないの」と言うと、彼女は「そうですね。途中で投げ出すのは嫌だし」と言った。私たちはテラスでしばらく話をして、気持ちのつながりを確かめた。

私は映画ができることを望んでいた。あれから長い年月が過ぎたがまだ実現していない。だがそれは問題ではない。私たちは可能性の世界に生きている。未来には常に何かワクワクすることが待っているものだ。

リスク解釈は後づけ

予測・推測可能性に関しては、もう1つ重要な問題がある。後で詳しく説明するが、**何かが「よい」とか「悪い」とかいうことは、人が頭の中で決めることであり、そのできごと自体に備わるものではない**ということだ。すべては、それを自分にどう語るかにより、どちらにもなりうる。「半分空《から》」ということは同時に「半分いっぱい」である。母は若くして亡くなったが、活発で美しい女性という記憶だけを娘に残し、老衰した人が日々感じるような屈辱を知らずに済んだと考えることもできる。

人生において常に予測不能なことに出会うのは、誰もみな同じだ。ただ、そういう経験に対する考え方が、私の場合は普通ではなかったかもしれない。私はそれらの経験から「予測可能性は幻想にすぎない」と考えるようになった。

数年前のクリスマス直前、我が家が火事になった。所有物はおよそ8割が焼失した。その中には講義ノートも、クリスマスのために買ったプレゼントも含まれていた。客観的に見て、きわめて悲惨な状況である。

火事の起きた夜、私は夕食パーティから11時30分頃に帰宅した。見ると近所の人たちが家の外に立っている。彼らは私がこの悲惨な状況に1人で向き合わないで済むようにと、寒い中を外で待っていてくれたのである。また私の犬が無事であることを知らせたかったと言った。私にはそれが非常にありがたかった。

翌日私は保険会社に電話をし、損害は壊滅的だと説明した。しかし自分では、家の中にあったのは単にモノに過ぎないと思っていた。モノは私がこれまで何をしてきたかを語るものではあるが、今の私そのものではない。翌日状況を見に来た保険会社の担当者は、「ふつうは、電話では実際よりもひどい被害が語られるんですけど、その反対は初めてです」と言った。被害はすでに起きてしまったことだ。損失リストに自分の理性まで加えてどうするのか。

ただ、書籍や講義資料の焼失については、それほど楽観的ではいられなかった。学部長に事情を話して、講義担当を外してもらうことも考えた。次学期は2、3週間先に迫っているのに、講義ノートがないのだから、たぶん認めてもらえただろう。だ、それでは同僚に負担をかけることになる。そこで私は、教師としての責任を果たすために、するべきことをしようと決意した。

私は授業の準備に没頭した。焼けてしまった講義ノートに関しては、昨年度のクラスで一番優秀だった学生に連絡を取り、子弟関係があべこべだが、ノートを貸してもらった。さまざまな面で授業がスムーズに行かないことを予測し、コース初日には、学生たちに事情を話して、そう警告した。しかし自分でも驚いたことに、このコースはそれまでで最高のできだった。私は完全に講義に集中し、自分にとっても学生にとっても、この上もなく新鮮な授業になったからだ。

火事の後の数週間、私は犬たちとケンブリッジ市内のホテルに滞在した。クリスマスイブには、ホテルから出て夕食を取った。戻ってみると驚いたことに、部屋の中はプレゼントでいっぱいだった。客室係のメイド、パーキング係、レストランのウェイトレス、フロント係の人々からのプレゼントだった。人々の同情と優しさに触れて、私は涙がこみあげてきた。まったく予想外のこととはいえ、私は火事で失った物を恋しいとは思わない。だが、クリスマスが巡ってくるたびに、見ず知らずのこの人たちから示された優しさを思い出して、心が温かくなる。

おそらく誰もがそうだと思うが、私の人生においても、予測不能だったできごとの例は数知れずあった。再び母の例をお話ししよう。

母は以前「宴会マネジャー」の仕事をしていた。結婚披露宴やバル・ミツワー（ユダヤ教の成人式）の祝いなどを運営する仕事である。母は、自分が招待客と同じに見えないように気をつけて服装を整えていたが、ある日着ていたドレスが、なんと花嫁の母親のドレスとまったく同じものだった。あらゆるドレスが選択可能なのに、こんなことが起きるなんて誰が予測できるだろう。その恥ずかしい経験をしてから、二度とそういう目に遭わないために、母はオーダーメイドのタキシードのスカートスーツしか着ないことにした。繰り返しになるが、人が経験するあらゆる「恥ずかしい瞬間」というのは、まさに「予測しなかった事態」なのである。

私が本質的な不確実性の例としてよく挙げるのは、愛犬スパーキーの話だ。スパーキーは、好き嫌いが実にはっきりとしている。だが、彼が誰にどういう感情を持つか――しっぽを振るか、じゃれつくか、攻撃しようとするか――はまったくわからない。

ある日スパーキーは、パートナーのナンシーの店にいた。その時、入ってきた女性客の何かが気に入らなかったらしく、その手に咬《か》みついてしまった。大した傷ではなかったのだが、ナンシーは訴えられることを覚悟して、女性の弁護士からの電話を待っていた。ところが、そうはならなかった。その女性が電話をしてきて、ナンシーに礼を言ったのである。スパーキーに命を救われたと言う。庭仕事をしていて、うっかり電気の通じている電線に触れてしまったのだが、咬まれた傷を保護するために厚いゴム手袋をつけていたので、感電を免れたのだそうだ。**人は予測は可能だと考える。しかし当たったように見える予測はすべて後付けだ。**ことが終わってから、私たちは「月曜の朝のクオーターバック（結果論をあれこれ言う人）」になる。後から考えれば、それぞれの点を結ぶのは容易で、すべてが意味を成しているように思える。ジェーンとビルは将来離婚するか。そんなことはわかるはずがない。だが、ひとたびジェーンとビルが別れると発表するや、互いに思いやりがなかったことをあれこれ思い出し、こういう結末は前からわかっていたように思う。しかし実際には予測などできない。2人が優しさを示していた例もたくさんあったはずだ。

リスクの予測も、たいてい不可能だ。ニューヨーク大学の学生だった頃、私は冬休みに大学職員の友人と一緒にプエルトリコへ遊びに行った。友人はビーチで遊んでいる時、ヨットでヴァージン諸島に行くという2人の男性と知り合った。彼らは私たちに（実際にはその友人に）、一緒に行かないかと誘い、私たちは承諾した。私は自分が船に酔うたちだということを知らなかった。彼女が酒を飲みながら男性たちと戯れている間、私はヨットのへりで吐いていた。向かい風がそれをまたこちらへ吹き戻すというリスクすら予測できなかった。岸に着くと、友人は男性の1人とボートに残ると言い、明日の朝会おうという。もう1人の男性は私を指定したホテルまで送っていくことを承知したが、そのあと気が変わり、バス停で降ろしてもいいかと言った。私はそこから1人で何とか帰ると答えた。しかし悪いことに、そのバス停は混み合った酒場のすぐ前にあり、私は砂と塩水と日焼け止めローションと吐いたものにまみれたひどい姿だったにもかかわらず、酒場の男たちが、執拗な冷やかしの声を浴びせ始めた。

ちょうどその時、若いカップルの乗ったジープが通りかかった。彼らは私が道に1人でいるのを見て車を寄せ、どこに行くつもりかと尋ねた。私はここでまた選択を迫られた。この健全そうな見ず知らずの男女の車に乗せてもらうべきか、見るからに不健全そうな酒場の男たちの視線を浴びながら暗いバス停でバスを待つべきか。どちらが、よりリスクが大きいのだろう。

カップルはサンダンスとサンディという名で、私をホテルへ送ってくれると言った。そこで私はジープに乗り込んだ。だが、ジャングルを抜けてしばらく走るうちに、人家のある地域からは離れ、ホテルに向かっているのでないことは明らかだった。私はサンダンスに、約束通りにホテルに連れて行ってくれるのかと尋ねた。彼はホテルがどこかわからないけど、朝になれば見つかるだろうと言った。

最終的にジープは、人里離れたジャングルの、少し開けた場所に到着した。私は大勢の人がいる巨大なツリーハウスに連れて行かれた。ほとんどは大男たちだったが、中には女性も幾人かいた。彼らはサンダンスやサンディほどには健全に見えない。そのうち床の上に輪になって座り、マリファナを回し始めた。私はみなに合わせるために3回に1度くらい吸ったが、ハイになることはなかった。1人が、自分たちがどういう人間か知っているのかと聞いたので、私は知らないと答えた。彼は「ヘルズ・エンジェルス」だと言った。つまり、バイクで走り回る悪名高いギャング団である。私は恐怖が声に表れないように努めながら、朝になったらホテルまで送ってくれるかと尋ねた。別の1人がホテルはどこかと聞き、驚いたことにサンダンスがその位置を答えた。彼は最初から場所を知っていたのだ。私はその時こんなことを考えていた。彼らに好かれるように努力しなければ。そうすれば暴力は振るわれないだろう。だが好かれすぎないようにしよう。そうすれば引き留めないだろうから。

彼らが本当に「ヘルズ・エンジェルス」だったのか、そのふりをしただけか、私にはわからなかった。どちらにせよ、私は怖かった。だがその夜は何事もなく済んだ。朝の光で見ると、そこはむしろ健全な60年代のコミューンのように見えた。私は再び、サンダンスとサンディのジープに乗り、彼らは約束通りホテルまで送ってくれた。私が大丈夫かどうか確認するために、2、3回戻ってきてくれたほどだ。

この経験が、私にとって非常に意味深く忘れ難いものになったのはなぜだろう。もちろん恐ろしい体験だったが、意思決定の難しさについて考える出発点にもなった。見ず知らずの人の車に乗るなんて愚かだっただろうか。だが酒場の中の男たちが酔っぱらいの無法者に見え、ジープの2人はさっぱりした感じに見えたのである。バスは本当に来るのか、来るとしたらどのくらい待つのかを調べるべきだっただろうか。あるいは最終的には無事に帰れると予測して、そんなにびくびくする必要はなかったのだろうか。

他者から見てうまくいく可能性が低いと思える時、その行動はリスクが高く見える。私が見ず知らずの人のジープに乗ったと知ったら、両親は震え上がっただろう。それでも、その決断をした時点の状況を思い出せば、私は騒がしい酒場の外で男たちの冷やかしを浴びながらバスを待っていた。あの時ジープに乗ったことは、それほど非難されるべき行動ではなかったと思う。あの時点では、それがより安全な選択に思えた。それ以外の選択肢を知れば、両親もそう思うに違いない。自分が何らかの行動を取った理由をちゃんとわかっていれば、後で後悔することはない。後悔というのは、別の選択肢がよりよい結果を生むことを前提にしているわけで、実はまったく意味がない。意思を決定して行動を起こした時点から、すべては変化し始める。つまり「選択しなかった道」がどんなものだったかを知るすべはない。自分の選択について不満を感じる時というのは、選ばなかった道の方がよかったとマインドレスに推測して、手に入れ損なったものを想像して苦しむのである。選ばなかった道は、今より良いか、もっと悪いか、たいして差がないか、いずれかだ。この後、第3章で述べるつもりだが、マインドフルな意思決定プロセスによって、このストレスに満ちた後悔の繰り返しを避けることができる。

さてヴァージン諸島の冒険に戻るが、見知らぬ人のジープに乗り込んだ私の選択には、もう1つの疑問がある。なぜそのジープに乗る方が安全に思えたのかという疑問だ。それはたぶん、**「コントロール感覚」**が持てたからだろう。バスはいつ来るのかもわからず、ただ待つ以外に自分ではどうすることもできなかった。しかしジープに乗るかどうかは、自分でコントロールできる行動だ。リスク評価をする際、「コントロール感覚」は大きな違いをもたらす。この現象は、私の心理学研究における最初の主要な発見となった。

コントロール幻想

イエール大学の大学院生だった時、私は他の学生たちとよくポーカーをした。その時の仲間の多くが、今では一流の心理学者だ。カードゲームはほとんどの場合、時計回りにカードを配る。ある時、カードを配っていた女性がうっかり1人飛ばしてしまい、それに気づいて次のカードをその飛ばした人に配った。みなはたちまち「ディーラーミスだ!」と抗議の声を上げた。カードは裏返しに配られるからどんなカードかわからない。だがまるでその所有者が決まっていて、それが別の人に渡ってしまったかのように、初めからやり直すべきだと言う。私は、ディーラー役の女性が配り間違いを正そうとした行動はもっともなもので、別に構わないと思った。しかし合理的な科学者であるはずの同僚たちにはそう思えなかったようだ。

ラスベガスでも同様の状況を目にすることがある。よく当たると決めたスロットマシンを独り占めして、マシンに親しげに語りかけたりしている人たちがいる。レバーの引き方を変えたり、甘い声でささやいたりすることによって、チャンスをコントロールできると信じているようだ。

私はそれ以来「コントロール幻想」（訳注／自分の力が及ばないものに対し、自分がそれを制御できると思い込むこと）ということについても、考えるようになった。そして、それを論文にまとめるために一連の実験を計画した(3)。その1つが、人々がどのように宝くじを買うかという実験だ。私たちは2種類の宝くじ券を作った。1つはなじみのアルファベットが書かれたデザイン、もう1つは見慣れない記号がたくさん描かれたものである。そして参加者たちに券を選んでもらった。券の種類を選べるというのは、それが結果をコントロールできるなら意味があるが、宝くじの場合は意味がない。宝くじの当否には法則性がないのだから、券の選択肢を与えられてもしかたないと、人々は考えるはずではないか。

参加者たちが券を選んだ後、私たちは「これらとは別に、もう少し確率の高い宝くじ券がありますが、それと交換することもできます」と伝えた。その結果は、実にはっきりとしていた。自分で券を選び、それがなじみのあるアルファベットが書かれた券だった場合、たとえ確率が低くてもその券を手放したがらない人の数は、なじみのないデザインの券を手にした人の4倍以上だった。

なじみがあることなど意味がないとわかっている「運次第のゲーム」においてさえ、それに意味があると人々に思わせるのも、「コントロール幻想」だ。テクニックがものをいうゲームであれば、経験や訓練で結果を向上させられるだろう。だが、運が決めるものであれば、いくら練習しても効果はない。依存症になるほどスロットマシンをやっても、儲かるチャンスが増えることはない。しかし調査してみると、そういう運次第のゲームでも、それをたくさんやっている人たちは自分の成功により大きな自信を持っていた。

私は次に、自分が何かするのではなく、券を買うだけでも、人は当選の自信を高めることがあるだろうかと考えた。それを調べるため、私はヨンカーズ競馬場で行われていた宝くじを使うことにした。ここでは、競馬場の入場券がそのまま宝くじの券になっている。私たちは第1レース、第5レース、第9レースのそれぞれ20分前に、場内の人々に当選の自信について尋ねた。その結果、券を長く持っていた人ほど、つまり宝くじについて考える機会が多かった人ほど、当選するという自信は大きかった。

私はこれと同じ実験を、オフィス宝くじでも試してみた。何人かの人たちには、くじの番号がすべて印字された券を配る。また他の人たちには、番号の数字が3日間に分けて与えられる。つまり後者の人たちは、少なくとも3回は宝くじのことを考えることになる。ここでもまた参加者たちに、自分の券をもっと確率の高い別の宝くじ券と取り替えたいかと尋ねた。宝くじのことを最低3回考えさせられた人たちは、2倍の確率で取り換えることを拒否した。

このシリーズの別の実験では、勝ち負けに関する「コントロール幻想」についても調べた。レスリングやチェスなど、技が関係する競技であれば、対戦相手によって勝ち負けの予測が変わるのは当然だ。レスリングの相手が弱そうだったり、チェスの相手が新米だったりすれば勝負は簡単に予測できる。だがこの実験で参加者たちに賭けてもらったのは、運次第のゲームである。高位のカードを引いた人が勝ちなので、腕の良しあしは関係ない。しかし相手プレイヤーのうち、1人は容姿も優れ、身なりもこざっぱりして自信たっぷりに見える。また他の相手プレイヤーは、だぶだぶのジャケットを着て、態度もぎごちなく落ち着きがない。予想通り、このゲームにスキルは関係ないとわかっているはずなのに、ほとんどの人が、能力が劣っているように見える相手と組んだプレイヤーに賭けた。

これらの「コントロール幻想」に関する研究は、私の卒業論文のテーマだった。当時心理学者たちの間では、正常で健康な人間は合理的存在だと信じられていた。従って、選択を行う時には、注意深く選択肢を比較し、最も有用性の高いものを選ぶものとされていた。それに対し私の研究は、人はしばしば非合理的な行動を取るものであり、「コントロール幻想」があるために、よりよいチャンスを拒絶することもある、ということを示すものだった。

博士号を取得するには、審査委員会において論文に関する質疑に口頭で答えなければならない。私の場合も、口頭試問はごく普通に始まった。まず自分の研究について簡単に説明を行い、そのあと委員たちからの質問を受ける。そこまではよかったのだが、それから1人の教授がいくつかの疑念を口にした。私はそれに対しできる限りの応答をし、「私の研究に〝穴〟があるとおっしゃっているのですか」と聞いた。教授の答えには、その場の誰もが息を吞んだ。教授は「〝穴〟はない」と言った。「実際には、ドーナツ自体がないんだ」。彼には、いくつかの研究がどう結びつくのかが理解できなかったのである。委員会の他のメンバーたちが、教授に反論してくれた。私はもちろんショックを受けたが、博士号は認められ、自分の研究に対する自信も失わずに済んだ。

その時には、これらの研究が将来どんな影響を及ぼすかを予測することはできなかった。この論文が何千回も引用され、人間の合理性というモデルを壊すことに貢献するなどとは予想もしなかった。これもまた、予測はあまりあてにできない証拠の1つだ。

人は何がコントロールできるか

最初に「コントロール幻想」の研究を行ってから、もう45年になる。私たちはこの間に、この現象についてさらに多くを学んできた。どういう人たちが、どういう場合に「コントロール幻想」を持ちやすいのか、という研究も行われた。たとえば、心理学者ナサニエル・ファストらは、人は権力や地位など何らかのパワーを手にすると「コントロール幻想」が強くなることを発見した[4]。だから、経済的に豊かで学歴がある人たちは、実際にはコントロール不能なものをコントロールできるかのように振舞う。また別の研究は、「コントロール幻想」が代価を伴う結果につながることを示して見せた。たとえば金融トレーダーたちが、市場に対してコントロール力を持っているかのように思い込んで、誤った決断を行う時などだ[5]。

一方私はこの間に、「コントロール幻想」に関する自身の考え方を修正した。簡単に言えば、私はいま、「コントロール幻想」が、常に幻想であるとは限らないと考えている。実験においては、「コントロール幻想」が人々に、一見不利な賭けを選択させたりするのだが、同時にこの幻想は、現実生活のリスクや不確実性に対処する力を与えてくれる。そういう意味で、このいわゆる幻想は、しばしば重要な心理戦略となる。**「コントロール感覚」は人を動機づけ、不快で困難な状況を乗り切らせてくれる。**そういう時に、自分は何ひとつコントロールできないと思い込んだら、みじめで無力になるだけだ。

1972年、心理学者のデイヴィッド・グラスとジェローム・シンガーはこんな実験を行った。参加者たちを2つのグループに分け、どちらにも不快な雑音を聞かせた[6]。1つのグループの場合は、室内にボタンがあって、それを押せば雑音は止まる。ただし、そのボタンはできるだけ使わないようにと指示されている。もう1つのグループには、雑音を止める手だてが与えられていない。結果的に、どちらのグループも不快さを和らげるための行動は取らなかった。しかし、いざとなれば自分には不快な状況を制御する力があると思っていた人たちは、そうでないグループの人たちよりも、心身に有害な反応が起きることが少なかった。

もう1つ例を挙げよう。エレベーターに乗って目的階のボタンを押したのに、ドアがなかなか閉まらない。1秒2秒と経過するうちに、不安になってくる。何とかしなくてはと、「閉」のボタンを何度も押す。まだ閉まらないので、また押す。そして今、やっとドアが閉まった。

ほとんどの人はこういう時、ボタンを何度も押すという自分の行動が効いたと思っている。

だが、おそらくそうではない。1990年に「障害を持つアメリカ人に関する法律」が制定されてから、すべてのエレベーターは最低3秒間ドアを開けたままにしなければならなくなったのである。それで、障害のある人もゆとりをもって乗れる。この法改正に応じて、エレベーターメーカーの多くは、単にドアの「閉ボタン」を無効にするという方法を取った。

ここで言いたいことは、「閉ボタン」は、たとえ効かなくても、人にコントロール感覚を与えるということだ。ドアが閉まらない何秒間かのストレスに対処するのを、ボタンが助けてくれる。この効力感が大事なのである。エレベーターが故障したかという不安に対処する力にもなる。壊れたボタンでも、それを押すことで人は多少気分が楽になる。

さらに重要な点は、個人の視点から見た場合、「コントロール幻想」は単なる誤った思い込みではないということである。自分のコントロール力を信じることによって、本物の力が生じるからだ。こういう「幻想」は多くの場合、状況がもたらす困難に対処する有効な反応である。これは、私の研究の主要テーマの**「人は自分なりの視点で意味があると思う行動を取る」**ということにも通じる。

「コントロール幻想」というものが存在せず、人々が常に現実的で、偶然が決める結果に自分は何の影響力も持たないと思っていると想像してみよう。こういう世界では、人々は宝くじ券を選ぶことなど気にかけないし、効かない閉ボタンを何度も押したりしない。それこそ合理的だとみなさんは思うだろうか。

しかしながら、こういう合理的な世界にも問題がある。「コントロール幻想」を持つことを止めてしまうと、人は自らの心を制御するすべが持てなくなる。例えば、エレベーターの「閉」ボタンを押さなかったら、ドアが閉まるのを待つ間のストレスとイライラに苦しめられ、感情のコントロールが難しくなる。

あるいは、先ほどお話ししたプエルトリコでの休暇を例に取ろう。私がジープに乗った時、自分では状況をコントロールしている感覚だった。おそらくは、それは「幻想」だったかもしれない。何と言っても見ず知らずの人の車に乗り込んだのだから。しかし私はこのコントロール感覚が、その後の出来事に適切に対処できるだけの精神状態をもたらしてくれたと信じている。

「コントロール幻想」を他の幻想と同様に扱うことには、さらに大きな問題がある。何がコントロール力を生じさせるかについては、わかっていないことが多いので、コントロールの可能性を否定してしまうと、状況に影響を及ぼす自分の力をみくびることになる。だから私たちは、たとえ心理学の賭けの実験で不利な方を選んでしまうにせよ、自分にはものごとをコントロールする力があると信じている方がいいのである。

繰り返しになるが、「コントロール幻想」は当人にとっては幻想ではない。リスクを冒す人にとって、それがリスクではないのと同じだ。人は幻想について学ぶと、そういう行動を取ってはいけないと考えてしまいがちだ。だが、この後すぐ詳しく述べるが、**コントロール感覚を**

マインドフルに認識することによって、健康を向上させたり、ストレスを軽減したりすることができる。重大な病気を診断された時、自分にはどうする力もないと考えたら、私たちは無力感に打ちひしがれ、そういう心理自体が健康に悪影響を及ぼす。

マインドフルな楽観性

こういう考え方の利点の1つは、実際に何がコントロール可能なのかという点に意識を集中できることだ。世の中のすべては本質的に不確実であり、人の精神力にも限界があるのだから、あらゆる結果やリスクを予測できると考えるのはばかげている。決断する前に状況をコントロールしようとすれば、ストレスと失望につながる。それよりも、決断した後に、状況のコントロールに意識を集中することだ。第4章でお話しするが、将来を予測できると考えることこそが、本物の幻想である。そう考えて意思決定をしようとすると、重大な決断でも、さほど重要でない選択でも、ストレスが生じる。このストレスは、誤った選択によって起こる最悪の結果より有害な場合がある。

たとえば、自分が下した決断の結果を心配するあまり、防衛的悲観主義に陥ることがあり、そうなると常に最悪の事態に身構えることになる。これは「敗北戦略」にほかならない。できごとは、それ自体いいとか悪いとかいうことはない。**いいできごとか悪いできごとかは、自分**

の心が決めるのである。

防衛的悲観主義に陥ると、常にネガティブな要素を探すことになる。「尋ねよ、さらば見出《みいだ》さん」と言うように、探せば見つかるのが世の常だ。ネガティブな思考にまみれていればストレスが絶えず、健康にも有害である。敗北を常に予期していれば、敗北してしまう。

私は「マインドフルな楽観」という姿勢を提案する。これは、現実を見ないようにして、すべてうまく行くと信じ込むことではない。ものごとの不確定性もリスクを伴うことも、今に始まったことではないと悟ることだ。すべては常に不確実である。今までそのことを意識しなかっただけだ。

心配してもリラックスしても同じで、結果は良いことも悪いこともある。心配した挙句に良い結果だったなら、自分に無用のストレスを与えたことになる。心配した挙句に悪い結果だったとしても、心配しなかった場合よりも心の準備ができているとは限らない。リラックスしていて悪いことが起きたなら、不安でいっぱいの時よりも、事態に対処する強さがある。リラックスしていていい結果になったなら、これからもその調子で適応して生きて行けばいい。

「マインドフルな楽観」という人生戦略を取り入れるにはどうしたらいいだろう。新型コロナが蔓延し始め、多くの人が慢性的な不安と悲観に取りつかれていた頃、私はこのことを考えていた。私の「マインドフルな楽観」は、よく手を洗うとか、高性能のマスクを着けるとか、ソーシャルディスタンスを取るといった実用的な対策から始まった。その上で、いつかすべてがよくなると心の中で思い定め、日々の各瞬間を充実して生きるように、できる限り努力することだった。

人生のあらゆることが本質的に不確実であることを受け入れると、ルールやそれを破ることに関しても、よりマインドフルな視点を取り入れられるようになる。以前、足首を粉砕骨折して入院した時、私は水彩画を描いて時間をつぶしていた。1人の看護師さんが興味を示してくれたので、私なりの絵の描き方を教え、正しい画法やルールなどは気にせず、ただ描いてみるように勧めた。そして私の場合は、ミスをした方が面白いものができると話した。ルール違反は誤りではなく、新しいものへの入り口なのである。芸術は主観的なものだと考えられているので、こんな急進的なアドバイスも受け入れられやすい。その看護師さんも自由に絵を描くことをとても楽しんでいる様子だった。

だが、科学者たちの場合は、確実性への執着が強い。科学は客観的なものという雰囲気を持っているが、研究に用いられる変数（種類とか量など）はすべて人間が選んだものであり、人間はみな各自のバイアスを持っていることを忘れてはいけない。変数が変われば結果も変わる。従ってそれも確率でしかなく、絶対的なものではない。私たちは「客観的確率」とか、「予測可能なリスク」とか、「決断を事前に正誤に分ける」といった考え方を手放すべきだろう。それよりも、すべての選択を成長と学びの機会と捉えるようにする方がいい。

そうすれば、ストレスや後悔も少なくなる。世の中はそれほど恐ろしいところではなくなり、はるかに面白い場所に感じられるようになる。

第3章

「無尽蔵の世界」
——よいものは充分にある

豊かさを構成するのは、私たちが所有しているものではなく、楽しんでいるものだ。

――ジャン・アントワーヌ・プティ＝セン

みなさんは、「コップに水がもう半分しかない」と考えるタイプだろうか、それとも「コップに水がまだ半分ある」と考えるタイプだろうか。この二分法は、いろいろな場面でよく耳にする。だがこの使い古された問いが本当に意味しているのは、「充分にあるか、充分にないか」か、という問題である。

私の友人は、すべてをネガティブに解釈する天賦の才を持つ。少なくとも私は最初そう理解した。ある日買い物から帰った私が、スニーカーをバーゲンで買えたと勢い込んで報告すると、彼女は浮かぬ顔をしたのである。

私は彼女もこのチャンスを利用できるようにと思って、バーゲンセールのことを話したのだが、彼女は靴が買えるチャンスを、「ゼロサムゲーム」のように考えていたのだった。彼女の考え方では、私が何かを買えば、その分彼女の選択肢が狭まることになる。彼女は「希少の世界」の住人であり、私が最後のいい靴を買ってしまったと感じたようだ。

私も含め、「無尽蔵の世界」を見ている人たちもいる。誰かが何かを手に入れたら、自分も手に入れられるだろうと考える。根底にあるのは、「ものは十分に行き渡るだけある」という前提だ。靴屋だってセール用のスニーカーは十分用意しているはずだ。

こういった考え方が、人の人生を形作る。そして、事態をさらに悪くしているのは、「無尽蔵」や「希少」という見方が、固定していて不変だという思い込みだ。制約と欠乏が日に入る人は、常にそういうものばかりを見なくてはならないと思っている。だからセールで靴を買った人をねたむことになる。だが幸いなことに、人の考え方は、不変ではない。この後詳しく見ていくが、人は——特に健康や加齢に関しては——新しい見方を取り入れることができ、そうすることで、人生は劇的によりよいものとなる。

「ノーマル（正規）分布」は、ノーマルか？

リソースは希少だと思い込んでいる人は大変多い。才能、美しさ、スキル、資産などはすべて希少で、「正規分布」していると信じている。つまり、ごく一部の人が多くを所有し、ほとんどの人は平均的な量を持ち、また一部の人はごくわずかしか持っていないという考え方だ。たとえば、ＩＱテストを行って点数をグラフに表せば、おそらくベルのような形をした曲線が現れる。これが得点の「正規分布」である。わずかな人たちが高いＩＱを持ち、ほとんどの人たちが平均的ＩＱで、別のわずかな人たちが低いＩＱだ。知能、容姿、自制心、親切さなどについても同様で、これら資質の配分は平等でないと思われている。

では、健康は正規分布だろうか。健康が人々にランダムに配分されてそのまま変わらないいななどと考えるのはばかげている。ところが、多くの人が健康に関してそんな風に思っている。人の健康は、当然ながらよくなったり悪くなったりする。ランダムでもなければ、正規分布でもない。一部の人たちだけがすごく健康で、別の一部の人たちは病気を運命づけられているかのように思い込んだら、人生において大変な損をすることになる。実際は、ほぼすべての人が、健康を手にする可能性を平等にもつ。

世の中のリソースを希少と考える必要がないのであれば、なぜこういう考え方がなくならないのだろう。この問いを別の方向から見てみると、この「希少」という視点によって得をするのは誰なのだろうということになる。何かが世の中に行き渡るほど豊かで、誰もがそれを平等に楽しめたとすると、一部の人が優位に立つことができなくなってしまう。誰かが上に立つためには、誰かが下にいなければならない。クラスの全員がAを取ったら、自分が一番優秀だと認めてもらえない。つまり、「希少性」という考え方は、一部の人が、自分が享受する高いステータスと優秀さを正当化するために見出したものだ。優れた人たちが、地位を維持するために基準や尺度などを作り出したのである。

ものごとの「希少性」とそれが「正規分布」するという考え方に対抗するのは容易ではない。私は、よい推薦状はAを取った学生に与えることにしている。だがある年、私が教えた「意思決定セミナー」では、たまたま非常に優秀な学生たちが多かったので、別の年はどうだったかなどと考えずに、彼ら全員にAをつけた。大学がこれを知り、私は上司から注意された。大学側はAを取った学生たちの、ほかのクラスでの成績を印刷して送ってきて、私のつけた成績が大きく外れているという。どの学生も何かしらの点で優れていると見ることを許さない雰囲気だ。成績やテストなどは廃止すべきだと言うのではないが、私は成績の扱われ方、つまり成績を「成功を測る絶対の目安」と見ることに反対なのである。

もちろん、中にはリソースが有限とされる場合もある。たとえば、ある学部の大学院に3人分の空きがあり、そこに50人が応募してきたとする。学部は何らかの定められた基準に基づいて、最もふさわしい学生を選ばなくてはならない。問題は、誰がその基準を決めるかだ。基準を決めるのは、やはり人間である。第1章でルールについて述べたように、ものの見方は人によってみな違う。また、客観的な判断基準を作る上でのこの本質的欠陥に加え、さらにもう1つ問題がある。たとえばその翌年、50人分の席が空いたらどうするのか。学部は今ある恣意的な基準を客観的なものと思い込んでいるので、来年もまた同じ基準を使って学生を選抜するだろう。そして基準を疑うこともせずに、空席をたくさん出すことになる。

従来の基準が恣意的に作られたものだと気づかないと、マインドフルな解決策を探すこともしない。決まった基準を信じていれば、判断を行うのも簡単なので、基準設定の際の論理はいつどんな状況でも揺るぎないと思い込んでしまう。つまり、これまで学生を一定の基準に基づいて選別してきたという理由で、それが今後もずっと大学院生選抜の最善の方法であるかのように考える。たとえば、応募してきた学生の学部時代の成績が悪かったら、大学院は彼をはねつけるだろう。しかしこの学生が、誰より先に学術誌に論文を発表することだってありうるのだ。

私が10代初めの頃、父は地元のリトルリーグのコーチをしていた、当時女の子はチームに入れないのだが、父は私にボールの投げ方と打ち方を教えた。そして、入部志望の少年たちを選抜するのに、私の力量を基準にして、同等以上の力を持つ子どもを採用していた。今になって思うと、その基準の恣意性にあきれるばかりだ。

また高校生の時、私は英語の上級クラスの論文に、エドガー・アラン・ポーについて書こうと思った。教師は、私がどんなアプローチで書こうとしているかも聞かず、その選択をこき下ろした。彼女の考えでは、書くに値するテーマと、値しないテーマがあるらしい。私はテーマを変えて、エズラ・パウンドの詩について書くことにし、教師も了解した。詩は理解困難なものに見えるほど、教師はそれに敬意を抱くものなのだと私は悟った。

現在の仕事においても同様のことが起こる。私の実験や研究の結果はあまりに簡単で、真実らしく見えないと思われることがよくある。だがものごとを簡単に見せるというのは、実は難しいことだと私は思う。物事の複雑さや難解さが、思考の質の高さと関係するという考え方はどこから来たのだろう。アインシュタインのあの簡単なE＝mc^2という公式ができるまでに、どれほど膨大な思考が注ぎ込まれたことか。

才能、能力、知性などに加え、友好的、寛大などの個性までもが、「正規分布」すると思われている。人は、自分は連続体のこの辺りにいるのだと思いこんで、それに従って何も考えずに暮らす。その基準が誰によって設定されたのか、その人が別の設定をしたら、あるいは別の人が設定していたら、自分の人生は違うものだったかもしれないなどと疑問に思うことはない。

音楽の才能などは、明らかに「希少」と考えられている。私の中学時代の音楽の教師は、生徒全員に好きな曲をクラスの前で歌わせた。私は「オー、マイパパ」という歌を選んで一生懸命練習したが、内心怖かった。私の歌は、まあ音程が取れるという程度でそれ以上ではない。生徒たちは順番に立って歌った。私の番が近づいてくる。私の前に歌った生徒も音程が外れがちだった。教師は彼女に優しく、唸り声を発した生徒たちを叱った。私は困ったことになったと思った。教師は生徒の能力を批判する必要があり、誰にでも優しくしていたら、音楽の才能は人によって異なるというこの日の授業のポイントを示すことができない。私はその反動の矢面に自分が立たされると思った。そして悪いことに、その心配は当たった。教師は私に音楽の才がないと告げた。屈辱的というほどではないにしろ愉快ではなかった。だが調性音楽と東洋の無調音楽は違うし、レナード・コーエンやボブ・ディランなど、詩の豊かさに比べて歌の質がさほど重要でない音楽もある。歌声で音楽の才を判断する教師の基準は疑問だと思う。こんな風に考えるのは私だけではないだろう。デヴィッド・ボウイはディランのために歌を書いたが、ディランの声は砂と糊のようだと言っている。

リソースが有限だという考え方は、人々が日頃使う言葉にも浸透している。そういう言葉を耳にするたびに、私は気になる。ある日、夕食を一緒にする約束をしていた友人が電話をしてきて「もうすぐ家を出るわ。あとはマイシャワー（my shower）を浴びるだけだから」と言った。彼女は「マイランチ（my lunch）を食べる」と言うこともある。知り合いの多くが、これと同じ話し方の癖を持つ。「無尽蔵の世界」に生きている人なら、こんな風に所有権を表明する必要を感じるだろうか。歌手のテニスンが「塀だけが監獄を作るのではない」と言ったが、私はその通りだと思う。**大事なものはみな「希少」だと思い込んで暮らしている人は、乏しいリソースについて心配ばかりして過ごすことになる。**「無尽蔵の世界」には、楽しいことを考える余地がもっとある。

「努力」とは

高い地位というのは数が限られている、その希少さは、そこに到達した人たちが傾注したとされる膨大な努力によって当然視されることが多い。私たちは、努力というのは難しいものだと思わせられている。そのロジックによれば、最終的な成功は嬉しいものだが、到達する過程は本質的に不快なものだということになる。しかしこういう考え方は、行動を起こす勇気を挫《くじ》くことにしかならない。

もちろん私たちは、たとえやりたくなくても、その気持ちを乗り越えてとにかくがんばろうとする。だが不快さは頭の中にあるのであって、作業そのものに付随しているのではない。だから、思考を変えた方がうまく行く可能性がある。私の場合で言えば、食べ過ぎないように、ストレスをためないように、腹を立てないようにどんなにがんばっても、食べ過ぎるし、自己改善の試みは不屈の努力だなどと考えたら、ますますストレスがたまり、怒りが湧いてくる。他の要素を変えずにひたすらがんばろうとすると、事態を悪化させることが多い。

失敗しないためには、自分の選択をもっと尊重することだ。まずいと感じるものを、無理に食べることはない。ジムが特に好きでないなら、もっと楽しめる運動を探せばいい。嫌いなことをがんばってやる代わりに、別の道を見つける方がいい。もしそれが不可能なら（不可能に見える場合が多い）、不快な状況に対する見方を変えて、あまり苦痛でない形にすることだ。どんなことでも、「これをどうしてもやらなくては！」と思わなければ、もう少し楽しめる。楽しめるならば、がんばる必要がない。「好物をがんばって食べる」とか、「やりたいことをがんばってやる」などと言ったら奇妙だろう。また、やっていることにマインドフルに取り組めば、自分が努力しているかどうかすら、気にならない。

多くの人の持つ誤った認識に、「努力は最小限ですませるべき」というものがある。何かをマインドレスに、あるいは嫌々ながらやっている時に、そういう認識が生じる。たとえば、皿を洗うように言われたとする。たぶんあなたは背中を丸めて、いいかげんに皿をこすることだろう。真の努力はこんなことに費やすべきではないと思っている。それなのに終了後、その努力について問われたなら「すごく大変だった！」と答えるのではないだろうか。これがもし、あなたの大事な人を驚かせるために、皿を洗っておいてあげようと思い立ったとしたらどうだろう。あなたはたぶん、笑顔を浮かべながらてきぱきと洗う。あとで問われたら、「努力？何のこと？」と答えるだろう。

マインドフルであるということは本質的に、努力という概念を骨抜きにする。私がテニスをしているのをはたから見れば、大変な努力をしているように見えるだろう。だが私にとっては努力などではない。楽しんでいるからだ。また、テープで厳重に包装された箱を開ける時、どれだけ手間取ったとしても、中がプレゼントだとわかっていれば、その作業を努力と呼んだりはしないだろう。

かなり前のことだが、私は研究アシスタントのソフィア・スノウと共に、ある実験を行った。参加者たちに、同じ内容の作業をしてもらうのだが、半数の人に対してはそれを「仕事」と呼び、残りの半数の人に対してはそれを「ゲーム」と呼んだ[1]。やってもらったのは、漫画のレーティングをする作業で、本質的に面白いことだと思うが、それを「仕事」と思ってやっていた人たちは、作業を楽しまなかった。作業中も気が散りがちで、終了時間が来た時には嬉しそうにした。一方、ゲームだと思ってやっていた人たちはその作業を楽しんだ。さらに、ゲームと捉えていた人たちは、仕事だと捉えていた人たちより、効率的に作業ができたと答える割合が高かった。

このような例はたくさんある。たとえば、フェンスのペンキ塗りを命じられたトム・ソーヤーは、それを仕事だと思っていたが、それを手伝った彼の友達にとっては遊びだった。自分の食器を洗うのは楽しくないが、友人の食器を洗ってあげるのは楽しいのと同じだ。ここで得られる大事な教訓は、**作業というのは、それ自体が「楽しいもの」とか「しんどいもの」と決まっているのではない。それにどのように取り組むかによって、感じ方が決まる**のである。

多くの企業が、生産性を上げるために、仕事を楽しいものに見せようと努力している。たとえばグーグル社は、オフィス内に卓球台を備えた。キッチンにはオーガニックのおいしいスナックが常備されている。だが一般的に言って、この手の動機づけが功を奏して、社員が気の進まない仕事にも進んで取り組むようになるのは、短い期間だ。本当は「苦い薬を飲みやすくために砂糖を混ぜる」よりも、「薬の味そのものをよくする」方がはるかにいいのだ。私は、ほぼどんな行動も真に楽しいものにすることができると信じている。まずいものに何かを加味して口当たりをよくするのは、それが本当は**まずい**ものであることを強調するに過ぎない。

しかし、誰もが自分のしていることを楽しみ、特に努力もせずうまくできてしまうと、トップにいる人たちは地位を正当化するのが難しくなってしまう。「希少」の世界では、誰かが割を食わされる必要がある。だが、健康でいるためには、そういう努力が必要だろうか。

人々を勝者と敗者に分類する

「希少」マインドセットのもたらす弊害の最たるものは、人々を勝者と敗者、持てる者と持たざる者とに分類するように促すことである。あの人は親切だがこの人は親切ではない、あの人は才能があるがこの人にはない、というように、有限なリソースを持っているかどうかで人を分けてしまう。

人が勝者と敗者に分けられてしまうということは、人生の早い段階から始まる。高校生の時、女の子の社交クラブというのがあって、そこに入れない子は疎外感を味わった。私はそれに反発してクラブを抜け、何人かの仲間と別のグループを作ったのだが、今度はその仲間に誘われなかった子がひどく傷ついたということを、後になって知った。本当に難しいものである。

イエール大学院で心理学を専攻していた時、私は「イエール心理教育クリニック」で働いていた。患者たちは、料金を払い、遠くからわざわざセラピーを受けに来るのだから、彼らが自分の行動を変えようというモチベーションを持っていることは間違いない。それでも、彼らの行動はなかなか変わらなかった。私が心理学部で受けた教育によれば、人は自分を変えようという意思があり、そのために何をしなければならないかを知っていれば、そうするはずである。

そのため私は、変わろうとしない人たちに苛立《いらだ》ち、「とにかく努力してください」と言いたかった。だがセラピストとして、そういう言い方をしてはいけないということも承知していた。それからしばらくして、私は気がついた。この患者たちは、本人は変えたいと言うけれど、実はその行動に、何らかの価値を見出していたのである。

私はハーバード大学の学生であるロラリン・トンプソンと共に、この件について調査をすることにした。(2) ネガティブな行動の特質が１００個ほど記されている1枚の紙を参加者たちに渡し、自分では変えたいと思っているが、なかなか変えられないものを選んで丸をつけてもらう。またその紙の裏側には、表に書かれた行動の特質をポジティブな視点から言い換えた言葉が、表とは違うランダムな順番で書かれている。次に参加者たちに、裏面の特質の中で自分が大事にしているものに丸をつけてもらう。表側には、「むら気」「衝動的」「騙されやすい」「融通が利かない」「温かみがない」などの言葉が並び、裏側には、「柔軟性がある」「自然体である」「人を信じる」「安定感がある」「まじめ」などの言葉が並んでいる。結果は予想通りだった。人々が変えようとしてうまく行かなかった特質は、それらをポジティブに解釈した時に、彼らが自分の持ち味として価値を認めているものだった。

人生のさまざまな出来事を振り返ってみた時、このことを考えると、なるほどと思えることが多い。12歳くらいの時だったろうか。サマーキャンプで、あまり人気のない女の子を可哀そうに思い、私はその子と一緒に過ごすようにした。他の子たちも加わってくれることを期待したが、そうはならなかった。結局私は、もう充分に優しくしたと思ってこの子から離れた。だが彼女の受け取り方は違っていた。私が一緒に過ごしたことを感謝するより、私に裏切られたと感じていた。私は自分ではいいことをしたつもりだったのだが、彼女の視点から見れば、私の行動は上から目線の行為で、優しさではなかったのである。

多くの人は、他者を一方的に批判しないためには、その人がそういう行動に走ってしまう弱さを容認しなければと考える。私の考え方はまったく違う。私は、他者の行動の意味を理解することこそが、偏った批判を避けることだと信じている。私は誰かの行動に疑念を持った場合、その人が何を意図していたのかを尋ねる。すると、結果が感心できないものであっても、その行動は多くの場合意味を成してくる。そうすれば、その人を強く非難することはないし、本人が望まない限り行動を変えるべきだとも考えない。たとえば、私は人に騙されやすい傾向がある。改めることもできるかもしれないが、私は人を信じる自分の性質に価値を見出しているので、それを変えようと思わない。

いじめという行為を考えてみよう。多くの人は、いじめる側は弱い相手を餌食にする悪者で、軽蔑されるべきだし、可能なら罰を与えるべきだと考える。人々が経験するいじめのステレオタイプは、いじめる側が強いということだ。だからいじめられる側は、無力感をもって怯える。だが、いじめる側の視点から見たらどうなのだろう。私は、いじめる人間というのは非常に不安定な心理状態にあると考える。ただ1つ知っている自信を得る方法が、他者をいじめることなのだ。このような視点で見ると、いじめっ子を恐れるより、むしろ彼らが哀れに思えてくる。

相手が恐れなければ、いじめっ子には人をいじめる動機がなくなる。

私は、好意を持っていた人に多額の金をだまし取られたことがある。それに気づいた時も、私の反応は似たようなものだった。裏切られたという気持ちはあったが、それよりも彼をあわれむ気持ちの方が大きかった。

「相手の立場に立って考える」ことの問題

「人を批判する前に、その人の靴を履いて1マイル歩いてみよ」という格言がある。だがこれについては、もう少し考えてみる必要がある。たとえばマーク・トウェインの児童文学『王子と乞食』という物語について見てみよう(3)。王子は乞食の生活がどんなものかを知りたくなり、浮浪者のような身なりをして城を抜け出した。彼は貧しい人たちの中で暮らすうちに、自分よりはるかに恵まれない人たちの暮らしがどんなものかを実地に学ぶことができた、と本には書かれていたと思う。だが王子は本当に、乞食と同じ視点を持つことができただろうか。新しい知恵を得て、より正しい治世ができるようになっただろうか。私が思うに、答えは「ノー」である。

乞食にとって一番辛いことはおそらく、明日の食べ物と安全が保証されていないことではないかと思う。王子の場合は、たとえ乞食の振りをしている時でさえ、それらについて何の心配もない。単に、乞食の立場に立つのを止めて、また王子に戻ればいいだけだ。乞食にはそんな贅沢な選択肢はない。

こんなことを考えてみてほしい。私たちがよく耳にする「他人の靴を履いて――」というアドバイスは、同じ情報に同じように接しさえすれば、「同じ視点」が得られるという考えである。もしそうなら、与えられた情報を「その人たちの視点から」見さえすれば、彼らの気持ちがわかることになる。しかし、もし文字通りにあなたが私の靴を履いて歩いたとしたら、あなたの足は、私とは違う形に靴の革を伸ばして歩くのではないだろうか。私は自分の足の感覚に慣れているので、長い間に、ある部分に関しては敏感で、他の部分に関しては気にならなくなっている。だが私の靴を履いてみても、そんなことまではわからない。何らかの情報に対する理解の仕方や感じ方が、その人の人生経験が蓄積された結果だとすれば、自分の人生しか生きてこなかった人に、他者がどう感じるかを本当に知ることはできない。

それでは「他人の靴を履いて歩く」ことから、何を学ぶべきなのだろうか。**他者の視点に立って相手の気持ちが本当にわかったと思うのでなく、自分がこれまでどれほど知らなかったかがわかったと思うべきだ。**常にそういう態度でいれば、知ったつもりになることなく、相手が何を欲し何を必要としているのかをまず尋ね、その答えを尊重するようになるだろう。

人間関係では、好みが似たもの同士が一緒にいることが多いと思うが、不思議なことに、人は相手が自分とどう違うかに注目する傾向がある。2人が完全に同等ということはないので、どの点においても一方は必ず他方よりも優れている。2人とも、まあきれい好きで、金銭管理もだいたい上手という場合でも、必ずどちらかが他方よりさらにきれい好きで、金銭管理がより上手である。

この違いはしばしば拡大解釈され、頭の中で固定化してしまう。そして、相手はひどくいい加減だとか、金銭管理に問題があるということになる。私の場合を例に取れば、パートナーと私はどちらも記憶力が悪くない。しかし彼女は、自分の記憶力が私よりも優れていると確信している。彼女が何かの出来事について尋ねた時、私が何のことかわからないことがあるからだ。だがその出来事が起きた時、私たちは別々の事柄に関心を持っていたので、ある意味で異なる出来事を経験したともいえる。そのため「彼女の記憶にある経験」は「私の記憶にある経験」とは、まったく違うものとなり、彼女にとって私は、忘れっぽい人ということになる。別の視点を持つことによって見出されるものは、互いの違いであって、相手の欠点ではない。

老化のせいと思われている記憶力低下のうち、この視点の違いによるものがどれくらいあるかを考えてみるのも面白い。たとえば、ゲームの言葉を覚える記憶力テストをしたら、高齢者は「麻雀」とか「ピノクル」などの言葉をよく記憶するだろう。彼らが若かった頃に流行ったゲームだからだ。また若者は「ゲームボーイ」とか「ウォークラフト」といった言葉の方をよく覚えるだろう。つまりこれは記憶力の違いというよりも、その人がその言葉にどれほど価値を感じているかの違いなのだ。最初に出会った時点で興味がなかったものを思い出せないのは、忘れたのではなく単に覚えなかったのである。

人間の能力は有限だというのが前提の世界においては、何かを理解する方法は1つだというナイーブ・リアリズムが幅を利かせる。レーモン・クノーは『Exercises in Style』(『文体練習』)の中で、2人の男がバスの中で出会うという単純なストーリーを、さまざまな異なる視点から描いている。[4] 登場人物は2人なのだから、視点は2通りしかないのではと思うかもしれないが、クノーはそれを99通りの異なる視点から描き分けている。これほど多くの視点から状況を見るべきだと言うわけではないが、そんなことも可能なのだと知ることによって、誰もが同じ1つの現実を共有しているのではないことがわかる。

どれほど頭脳明晰であっても、単一の視点から物事を見てしまうことがある。以前、イェール大学時代のメンター、ロバート・アベルソンと一緒に、「クレージー(crazy)」という概念について研究をしようとしていた。だが「クレージー」であることを示唆する状況を設定することが難しかった。ロバートは「ある女性がキャンディの包み紙を冷蔵庫に入れた」と言い、私は「それはクレージーじゃない。1日分のカロリーをすでに取ってしまったことを思い出すために入れたのだから」と言った。彼はまた、「ある男性が何かに取り憑かれて、明け方まで寝ずにいる」と言った。私は「取り憑かれているわけじゃなく、何かの問題を解決しようとしているのかも。簡単な解決策のない問題も多いから」と言った。こんなやり取りが延々と続いたのである。

結局、私がずっと持っていた信念が論文のテーマとなった。**「すべての行動は、それを行う者の視点から見れば意味をなす。さもなければその人はその行動を取らない」**というものだ。これまでに書いた論文のうちでも、これは私にとって最も重要な考え方である。

私はミネア・モルドベアヌと、心理学のレビュー論文を共同で執筆し、行動意思決定論や認知心理学に示される結果にはいくつかの異なる解釈ができ、それは複数の視点を考慮に入れれば、どれも事実によって裏付けられることを示した。[5] 心理学者が「優柔不断に同調する傾向がある」と位置づけた人たちは、「人間関係をよりスムーズに展開させようとしている」と解釈することができるし、「騙されやすい人」とされた人たちは、「人を信頼する傾向がある」と理解することができる。「希少マインドセット」は、人と違う点を欠点と見るように促しがちだが、そうである必要はない。

私たちはどうしたらこの「希少マインドセット」から抜け出せるのだろう。視力に関するこれらの研究が参考になるかもしれない。これも、「希少マインドセット」がどのように健康と関わるかを示したものだ。特に、加齢による避けがたい身体的衰えだと思い込んでいることの多くが、身体よりもマインドセットから来ていることを、この実験が思い出させてくれる。

1つの実験では、マサチューセッツ工科大学ROTCプログラム（予備将校訓練課程）の学生たちに参加してもらった。標準的な視力検査を行ってから、学生たちにフライト・シミュレータでパイロットの気分になってもらった。[6] 空軍パイロットになるには抜群の視力が必要だということは、広く知られている。シミュレータでパイロットを演じている間に、学生たちの視力が改善されるのではないかというのが、研究の仮説だった（気分を高めるために、学生たちにはパイロットの制服まで着てもらった）。シミュレータを操作しながら細かい数字や文字を読ませたところ、予想通り、40％の学生は事前の検査より視力が向上していた。（パイロット役を演じなかった学生たちは、視力に変化がなかった）。彼らの新たなマインドセットが、身体的制約を取り払ったのである。「視力向上」というマインドに、身体が従ったとも言える。

私たちはその後、さらに多くの学生を対象に、この研究結果を再現した。今度はパイロットではなく、「アスレチック」なマインドセットを持ってもらうために、ジャンピング・ジャック（手を上にあげながらジャンプする）を数分間やってもらった。そして今回もまた、アスレチックなマインドを持った人たちの約3分の1が、視力が向上した。

さらに別の実験では、視力検査表に手を加えてみた。普通は下へ行くほど文字が小さくなるが、逆に文字がだんだん大きくなるようにしたのである。これによっても、視力検査の結果は改善した。**人々の期待が変化したからだ。**この先は読めるようになると期待しながら読むので、通常なら読めないような文字からすでに読めてしまったのである。これから得られる教訓は、通常などというものは存在しないということだ。私たちの目は、自分で思いこんでいる以上によく見える。

世の中の優れたものは「希少」だという思い込みが、人々の行動や健康を支配していることがよくある。その結果、自分に厳しく当たったり人を批判したりする。「希少」なものが自分の手に入ることはないと思い、もっと強くなることも、賢くなることも、目がよくなることもないと考えてしまう。ストレスも避けられないと思い込む。私は、そういう「希少神話」に惑わされることなく、可能性に満ちた世界を誰もが実感してほしいと思っている。

スリーエム社がある接着剤の開発に失敗した時、その調合物質は廃棄されていたかもしれない。だが彼らは実にマインドフルに、それから「ポストイット」を考案した。この製品の売りは「よくくっつかない」ことである。これが新たなリソースとなり、オフィス製品の新カテゴリーが生まれた。どんな物もそのほとんどは、当初意図した目的に限らず、複数の用途に役立つ。そのことを理解すれば、新しいリソースは常に現れてくる。

新しいマインドセットを取り入れ、「希少神話」の先に目をやれば、日々刻々変化する自分の身体についても新しいチャンスを見出せるはずだ。

第4章

なぜ決断するのか

あなたが何かを決意したとたん、世界はそれを実現するための企てを始める

——ラルフ・ワルド・エマーソン

難しい決断をしなければならない時ほど、大きなストレスを感じる時はないだろう。そういう決断に直面するたびに、身体にもその影響が及ぶ。1974年に教員の職を探し始めた時、私はいくつかの大学の面接を受けた。ハーバード大の仕事も魅力があったが、当時はテニュア（訳注／大学職員等の終身在籍権）の教員を募集していなかった。カーネギーメロン大学から打診されたのはとても嬉しかったが、故郷のニューヨーク市立大学（CUNY）の大学院センターからも申し出があり、明らかにどちらもよい選択肢である。この決断は、私には途方もなく重大なことに思えた。選択を誤って将来を台無しにするのが怖かったのである。

この重要な人生の選択に、私は真剣に向き合った。双方の大学に関して大量の情報を集め、思い悩んで眠れない夜もあった。イエール大学時代の私の教授だったアーヴィング・ジャニス先生には、決断をするためのもっとも良い方法は、選択肢を書き出し、それぞれのプラス面とマイナス面をすべて列挙し（先生はそれらが有限と考えていた）、それらの重要度（先生はそれが不動のものと考えていた）を加味して判断することだと教わった。その方法でやってみたところ、CUNYは常に下位になった。だがニューヨークで生まれ育った私にとって、CUNYで働くことは、個人的理由で魅力的だった。そこで私はリストを調整し、プラス面マイナス

面の相対的「重さ」を加減して、ＣＵＮＹがリストのトップに来るようにしてしまった。こうして私はＣＵＮＹの教職に就き、数年間は楽しく働いたのである。

これは正しい決断だっただろうか。もしカーネギーメロン大学で教員としての仕事を始めていたなら、今の人生はどんなものだっただろう。だがそれを知るすべも、それを調べる方法もない。

ところが、ＣＵＮＹ大学院センターで働き始めた夏頃から、大学は財政問題に直面し、教員の給与も遅れていた。私は不安になって、いざという時のために、他の大学に仕事がないか探すことにした。ハーバード大学教育大学院に、臨床心理学者のポストがあるのを見つけ、私は採用条件を満たしていなかったのだが、ともかく応募した。幸いなことに、当時ハーバード大の心理学部長だったブレンダン・マー教授に応募書類が回され、教授が関心を示してくれた。そして必要な面接を何度か経たのち、心理学部教員の職を提供してくれた。私が気にしていたテニュアも取れる可能性があるという。この選択肢には何のマイナス面も思いつかず、私は喜んでケンブリッジへの引っ越し準備を始めた。決断によっては、プラス点マイナス点の分析のいらない、明快で簡単なものもある。先を見通すことはできなくても、これはいいチャンスだった。

意思決定システム

1990年代の心理学者たちの間で、「意思決定」に関する考え方の主流は、アーヴィング・ジャニス教授の「リストの合理的な比較」に沿ったものだった[1]。それぞれの選択肢の、予測されるプラス点とマイナス点を計算することによって、よりよい意思決定が可能になると考えられていた。基本的に、経済学の「合理的エージェントモデル」を応用したものだ。ただし、ある人にとってのプラス面が他者にとって重要でないこともあるという考えから、心理学者たちはこのモデルに「主観的経験」を加味した。正式には「主観的期待効用理論」と呼ばれている。

私の場合は、明らかにそんな決断の仕方をしてこなかったので、私の意思決定理論が従来のものと相容れなくても不思議はない。また一般的に、人々が決断をする際に面倒な「コスト・ベネフィット分析」などを行うとは私には思えなかった。意思決定の現状やあり方についての私自身の考えを紹介する前に、この学問分野がどのように発展してきたかを説明する必要があるだろう。

近年、意思決定の理論化は、人が意思決定を行う際の2つのモデルをもとに発展してきた。ノーベル経済学賞の受賞者であるダニエル・カーネマンは、「システム1」「システム2」という言葉を生み出し、人間の思考における2つの基本的道筋を説明した(2)。「システム1」は、マインドレスな意思決定である。直感や既存の知識によって短時間に行われ、しばしば「心理的ショートカット」や「ヒューリスティック（訳注／判断を簡便にするために経験則や先入観などを使うこと）」が用いられる。たとえば、バーガーキングの看板を目にしたとたんに、衝動的に高速道路を降りてフレンチフライを買ってしまう時、好きな歌手の公演チケットが余っていると友人に誘われ、いそいそとそれに応じる時、就職の面接の日に、迷うことなく一番気に入っている服を着るという時などだ。こういう場合、人は意識的な「費用便益分析《コスト・ベネフィット》」などしない。ただ直感的に行動するだけである。

一方、「システム2」の意思決定システムでは、人は選択肢について、時間とエネルギーを費やしてじっくり考える。今の職に留まるべきだろうか。新しい仕事の申し出を受けるべきだろうか。どの家を買うべきか。こういう意思決定の場合、私たちは選択肢を比較し、マイナス点とプラス点をチェックし、どうするべきかと悩んでストレスを抱えることが多い。「システム2」は、一見マインドフルな行為にみえる。

「システム1」と「システム2」は、確かにマインドレスな思考とマインドフルな思考に似ている。だが私は、それは見せかけにすぎず、どちらの意思決定モードにも不備な点があると思っている。どうしてもすべてを「意思決定」と呼びたいというのでなければ、「システム1」は単にマインドレスな状態であり、実際には意思決定でも何でもない。自分の名前をキーボードで打ち込む時に、どの文字を叩くかを「決定」したりしないのと同じだ。その時点で他の選択肢がまったく念頭にない時には、何かを決定するとは言えない。マインドレスな時には、目の前にあるチャンスも目に入らないし、起こりうる危険を避ける方法も考えていない。

私の考えでは「システム2」もまた、マインドレスでありうる。この点で私は、一部の同僚たちと少々意見を異にしている。「システム2」の思考は、基本的にマインドフルではない。理由はまさにそれが、本質的に努力を伴うものだからだ。たとえば、372と26の足し算をするとする。計算は意思決定ではないが、この例がわかりやすい。これは多くの人にとって、特に難しい計算ではないが、ある程度の努力は必要だ。答えにたどり着くには、以前繰り返し覚えさせられた知識を当てはめなければならない。まず2と6を足して8とする。そうやって他の足し算もマインドレスに行っていく。**マインドフルネスというのは、「積極的に新しい事柄に気づくこと、あるいは新たな方法を考えること」と定義されている。**私たちはふつう、計算をする際に他の選択肢を考えることはない。

しかしそれは、マインドフルに計算することはできないということではない。たとえば、「1＋1はいくつですか？」と尋ねられたら、ふつうはマインドレスに「2」と答えるだろう。だが、それは何が足されるかによって違うのでは、と気づく人がいるかもしれない。たとえば、ひと山の洗濯物にもうひと山の洗濯物を足したら、そこにはひと山の洗濯物ができるだけだ。

マインドフルネスは、従来の意味の努力を要するものではない。**逆に、マインドレスな状態**

で、**何の気づきもないまま意識を集中しようとする時にこそ、努力が必要になる。**たとえば、好きでない人のためにプレゼントを買うのも、愛する人のためにプレゼントを買うのも、どちらも努力を要するが、両者は同じではない。前者の努力はマインドレスで、何かを見つけなくてはという義務感があるだけなので、疲れてしまう。後者は多くの場合マインドフルで、買い物はワクワクして楽しい。この両者はしばしば混同され、マインドフルな努力がどれほど人を活気づけるかということは忘れられがちだ。

「システム2」の「コスト・ベネフィット分析」も、実はマインドレスである。過去の条件をもとに、何がマイナス点で何がプラス点かを固定してしまうからだ。視点を変えれば、マイナス点がプラス点になることもありうるし、今は以前とは状況が変わっているかもしれない。しかしそういう違いは、マインドフルに考えない限り気がつかない。これまでずっと欲しいと思っていた理想の家が、改めてよく考えてみたら、もはや自分の生活に合わなくなっているかもしれない。かつて自分のスキルに最適と思っていた仕事が、今は興味を引かないかもしれない。

ずっと欲しがっていた友人の別荘を、譲ってもいいと言われたとする。10年前に友人がそれを買った時、その別荘が海に面し、素晴らしい眺望に恵まれているのがうらやましくてならなかった。しかし今その家は、最新の省エネ機器を備えていないし、気候変動による海岸線の侵食のため災害に脆弱なので、以前よりも価値が下がっている。たとえそのことを承知していても、以前の憧憬《しょうけい》の記憶が、あなたの現在の判断を曇らせるかもしれない。もちろん近隣の物件と比較すれば、その家が現在どのくらいの価値かを計算することはできるし、デッキに座って過ごす時間の楽しさも予想できる。だがそれでも、こののち海水温が上がって貝類を絶滅させてしまうとか、ビーチが侵食されて消滅するとか、隣の家を買った人が一晩中大音量の音楽を流すとかということまでは予測できない。しかし、これらをマインドレスに無視して、単に家の現在の価格と近所の家の価格を比べるだけなら、「システム２」はこの別荘を買うように勧めるだろう。こうして「システム２」の意思決定は、多くの場合マインドレスなものになってしまう。

どこまで考えてもきりがない

ここから私の考え方はさらに分岐していく。さっきの海辺の別荘の場合には、意思決定のために「コスト・ベネフィット分析」をしようとしたら、関連情報は限りなくあって、それをどこまで考慮できるか、又はするべきかを明確に知る方法はない。では、クッキーを食べるという行為ならどうだろう。この場合、食べることのプラス面もマイナス面も、クッキー自体ではなく当人の頭の中にあり、そこには期待と解釈が含まれる。クッキーの糖分は歯に悪いかもしれない。だが甘味は心に満足感を与え、プチアリンというアミラーゼを出させる。この酵素は唾液に含まれ、炭水化物を消化する働きをする。すると、実際には歯のためにいいかもしれない。よしあしは、その人がどう判断するかだ。

シェイクスピアは『ハムレット』の中で、「考えすぎは危険だ」ということを言っている。ハムレットは、行動よりも思索に多くの時間を費やす。殺された父の復讐を誓い、初めから終わりまでその考えに取りつかれている。だが、こういうことは文学作品の中だけではないようだ。数学者で事業戦略家でもあるイゴール・アンゾフは、ビジネス上の意思決定においても、同様の問題があることを示している。そして一般の人も多くが、日常生活でそういう経験をする[3]。

心理学者のバリー・シュワルツは、1着のジーンズを買った際に経験した「アナリシス・パラリシス（分析麻痺）」について語り、「正しい決断というものが1つだけ存在し、それは十分に努力して探せば見つかるはずだ」という思い込みが、世の中に蔓延していると述べている[4]。

ジーンズ店の店員はまずシュワルツに、「スリムフィット」「ゆったりフィット」「バギー」「エクストラバギー」のどれがいいかと尋ねた。それから「ウォッシュ」の好みは「ストーンウォッシュ」か「ケミカルウォッシュ」か「ダメージ加工」かと聞いた。さらに、ズボンの前はボタンかジッパーかまで決めさせられ、決断事項があまりに多いと、選択肢のありがたみも失せてしまうことに気づいたという。

シュワルツは、「最良の選択」の代わりに、カーネギーメロン大学のハーブ・サイモンが最初に唱えた「満足」という概念を取り入れるべきではないかと提案している[5]。つまり、まずまずの選択を行えばいいということだ。客観的に見て、よりよい選択肢やより悪い選択肢は存在するかもしれない。しかしそれらをすべて確認するプロセスは負担が大きすぎるというのが、サイモンやシュワルツ、そしておそらく、ほとんどの人の意見だ。

私も、選択のための情報、費やす時間、計算量などが多い方がいいとは考えない。多すぎる情報は、決断をより良いものにするよりも、不満や強い不安をもたらすことがある。何と言っても脳のワーキングメモリには限界があるので、大量の新情報はその働きを妨げてしまう。

一般的に、人は決断する際にそれほど多くの情報を考慮しない。この点に関しては、心理学者チャック・キースラーが60年代後半に行った実験がある。参加者たちに、2ないし4つのキャンディバーを見せて選ばせる[6]という実験だ。普通に考えれば、選択肢が多いほど判断に要する時間は長くなると思うだろう。だが結果はその逆だった。選択肢が多いほど、判断時間は短くなる。

またバリー・シュワルツたちが近年に行った一連の研究では、多くの選択肢を考慮し、大量の情報を取り込むと、選択を行う本人の幸福感、自尊心、人生に対する満足感、楽観性などが、むしろ低下することが明らかになった。さらにそれは、抑うつ感、完璧主義、後悔の念などの増加にも結びついていた。

さらに心理学者のシーナ・アイエンガーは、前のキースラーの実験と似ているが、参加者たちにジャムを試食させて買ってもらうという実験を行った。一部の参加者たちには6種類のフレーバーのジャムが提供され、残りの参加者たちには24種類のフレーバーのジャムが提供された。[7] 24種類を味見した人々の中に、ジャムを購入した人はいなかった。しかし6種類を味見した人たちの多くは、いずれかのジャムを購入した。アイエンガーはまた、退職後の貯蓄プランなどの重要な決断においても、これと同様のことが起きることを確認した。「401（k）（確定拠出年金）プラン」では、多くのファンドの中から選べるプランよりも、1つか2つの選択肢のプランの方に、より多くの人たちが参加した。

また、ブランド戦略の大家マーティン・リンドストロームは、こんな実験をしたことがある。大きな書店チェーンで、それまで店内に数多く置かれていた平積みテーブルを、1つだけ残して撤去させた。それまでは何百タイトルもの本が平積みされていたのが、わずか10タイトルになった。[8] すると意外にも、店の売り上げが伸びたという。これらの例はすべて、選択肢が多いことが必ずしも良いわけではないことを示している。

下した決断を正しいものにする

私たちはマインドレスに、ものごとを二分して考えがちだ。そして、状況をコントロールすることも「できる」か「できない」か、と考えてしまう。しかし、本当に考えるべきことは**「何をコントロールするか」**と**「誰の視点から見るか」**である。

これは特に、医療に関する判断に関して言えることだ。医学的判断はそのほとんどが、確率的なものに過ぎず、非常に不確実なものだ。どんな治療を選ぶべきかについても、医者はたいていの場合、結果の潜在的可能性を基にして選択肢を提案する。

　膝の手術をするかどうかの選択を考えてみよう。これは友人たちからよく聞かされるジレンマだ。1つの考え方は、手術は避けるべきだというもの。症状は自然に収まるかもしれないし、手術には常にリスクが伴う。またもう1つの考え方は、症状は悪化するかもしれず、そうなるとさらに大規模な手術が必要になるというものだ。もちろん、手術をするのを遅らせているうちに、よりよい治療法が発見されるかもしれない。だが今手術すれば、すぐにまた運動を楽しめる可能性もある。このように、迷う材料はいくらでもある。その気があれば、実証研究の論文を読んで参考にすることもできる。だがそれは、よけいに混乱するばかりだろう。

　では、私たちはどのように決断をしたらいいのだろう。まずは人間の限界を知ることだ。人間の脳は万能のスーパーコンピュータではない。だがたとえ、人間にそれ程の能力が備わっていたとしても、「すべてのマイナス点は、別の視点から見ればプラス点」という問題が常に存在する。そういう不確実性の中で決断を行う時に、むやみに多くの情報、時間、計算を費やしてもいいことはない。考え過ぎると思考停止に陥りかねない。シアン・ベイロックとトーマス・カーの研究は、このことが教育の場でも起こることを示した[9]。数学の問題を解くことに不安があると、多くの可能性を考えすぎ、希少なワーキングメモリを使い果たし、問題の解決を難しくしてしまう。正しい答えを出さなくてはと心配するあまり、間違いを犯すのである。

家を買うかどうかを決断する場合を想像してみよう。どの州のどの都市のどの地域を考慮すべきか。どの程度の価格までなら払えるか。これらの問いに答えるためには、5年後に経済がどういう状況になっているか、株価は上がるか下がるか、自分の職は安定しているか、予期せぬ出費が出現しないか、結婚生活が続いていて一戸建てが必要か、家の所有コストを負う意思が変わらないか、などがわかっていなければならない。必要な情報のリストは限りなく続き、しかもどの情報にも不確実性とリスクが本質的に伴っている。

だからといって、家は行き当たりばったりで買えばいいとか、買わない方がいいと言っているわけではない。むしろまったく違ったアプローチを取るべきだと提案している。きりがない分析をする代わりに、その時点でわかっている限られた情報をもとに、選択肢の中から1つを選ぶということだ。私自身の経験からもこれまでの研究からも、それが正しいと言える。そしてその後は、自分の決断は正しかったかなどと心配せずに、その決断を正しいものにする。**その道を選んだことで生じたプラス面に注目し、その選択が「まさに正しい道だった」というようにふるまう。つまり、「正しい決断をしようとがんばるのではなく、自分が下した決断が正しいものになるようにする」のである。**

買う家を選んだなら、住環境をよくするための努力を開始し、その決断を正しいものにする。子どもを地元の学校に編入させる手続きをし、近所の家を訪ねてあいさつし、近くのジムに入会する。さらに、新居を温かく住み心地のよいものにするために、新しいキッチンに合うテーブルと椅子を買ったり、娘が部屋でパソコンを使えるようにWi-Fiをセットしたり、息子のために近所のリトルリーグを見つけてやったりする。

　これと同じことは、医療の場面でも当てはまる。膝の痛みが自然治癒するか、ヨガを続ければ良くなるか、よく効く新薬が現れるか、手術が成功するかどうか、確かなことは何ひとつない。膝の手術をすることに決めたのであれば、回復後に近所のジムに入会したり、整体に申し込んだりすることによって、その決断を正しいものにする努力をするのがいい。手術する場合もしない場合も、その後のステップは基本的に同じである。自分が求める「痛みのない暮らし」を取り戻すために、できる限りの努力をすることだ。

　満足を追求する心理は、得てして正解というものがあるはずだと考えるが、それを特定するのはあまりに困難である。私は、「決断を正しいものにする」努力なしに、「正しい決断」はありえないと考える。

　何年も前のこと、友人のノーベル経済学者トーマス・シェリングに、私の意思決定理論について語ったことがある。彼は自分も、電子レンジを買うという経験を経て、基本的に同じ結論に達したと言った。彼はそれまで電子レンジというものを使ったことがなく、それをどう使うか見当がつかなかった。従って、ポップコーンを作る機能や、サーモンを調理する機能がある方がいいのか、それとも単にコーヒーを温める機能さえあればいいのか、よくわからなかった。

そこで彼は、ともかく1つ買って、機能が多い方がいいのか少ない方がいいのかを、見てみようと思った。選択肢を比較して頭を悩ませる代わりに、ともかく1つ選んで、それを活用してみようと考えたのである。うまくいかなくても、少なくとも失敗から学ぶことができる。私は彼の意見にさらにこうつけ加えた。買った機種の機能がほとんど使われないため、次はもっと簡単なものを買うと決めたとしても、次の選択もまた当てずっぽうであることには変わりない。彼の生活がその後どう変化するかわからないからだ。その間に彼の妻や子どもたちが、友人の家などで電子レンジの使い方を学んで、さまざまな機能を使いこなすようになるかもしれない。

友人の1人に、何事につけても決断ができず、態度を決めかねる人がいるが、彼女を見ていて、私は意思決定について新たな事実を理解するようになった。どんな決断においても、人が考慮する情報には自然な終点がないということだ。彼女と夕食に出かけると、私はイライラさせられることが多い。行く場所やそこで何を食べるかを決めるのに、あまりに時間がかかるのだ。彼女の根本的な問題は、正解があると思い込んでいることである。そのために心を決めることができない。正解がないということは、レストランやジーンズ選びだけでなく、ほぼすべての場合に言える。**得られる情報量は無限であり、取るべき行動の選択肢も限りがない。**

たとえば、3000ドルの税金還付があったとする。みなさんは、このお金をどうするだろう。全額銀行に預金する？　株を購入する？　どんな株を？　一部を預金して残りを投資に回す？　どんな割合で？　いくらかは買い物に使い、残りを預金する？　何を買い、どのくらい預金する？　このように、決めなければならないことは次々に出てくる。選択肢のリストがほぼ無限であるだけでなく、それぞれの選択肢に関わるプラス点とマイナス点もまた限りがない。それらの選択肢がもたらす結果を考える作業は、それぞれの手順と確率を考える意欲とスタミナが尽きるまで続くことになる。

これはどう見ても、意思決定のための現実的手段とは言えないだろう。

「間違った判断」というものはない

私は、その時点で手に入る情報を考慮して行う意思決定も、それらの情報を無視した意思決定も、どちらもいいと思う。繰り返しになるが、ひとたび何かを選んだなら、その決断が正しかったかどうかと心配するのではなく、選んだことがらがうまく行くよう努力することを勧める。そして利点に目を向けることで、その選択を正しいものとすることができる。

そんなことが理にかなっているのかと思う人もいるだろう。それを試してみるために、私は自分の「意思決定セミナー」に参加した学生たちに、次の授業までの1週間、どんな要望にもすべて「イエス」と答えるように指示した。「イタリアン、食べに行こう」と言われてもイエス。「新しい映画見に行こうよ」と言われてもイエス。「雨の中を散歩しない？」と言われてもイエス。不正行為や危険行為以外は、何も考えずにイエスと答えるように指示したのである。

1週間後、ほとんどの学生が、その週は予想以上に楽しいものだったと答えた。決断のための努力が不要で、ストレスがなかったからだ。彼らは、どうするべきかと迷った時も、私からの許可（というよりも指示）を思い出して、単にイエスと答えた。

次年度の学生たちには、1週間すべての決断を合理的理由なく行うように指示した。決断を行う上でのルールは示したが、それは決断の内容と関係がない。たとえば「最初に頭に浮かんだ選択肢を必ず選ぶ」とか「最後に思いついた選択肢を選ぶ」といったルールである。その決断が大事なものかどうかにかかわらず、このルールに従って所定の対応をしたところ、この学生たちもまた、1週間をストレスなく過ごせたと報告した。

また次の年、私は学生たちに、これから1週間どんなささいな行為もすべて、「意思決定事項」とみなすように指示した。たとえば、ただ単に靴を履くのではなく、「靴を履くべきか」と、まずその行為を意思決定事項にする。それからどの靴を履くべきかという次の決断を行う。さらにいつ履くべきか、などと続く。

すべての決断があらかじめ決まっていた前年度の学生たちの経験と、今回の学生たちの経験は、まったく違うものだったに違いないとみなさんは思うだろう。ところが、この学生たちもその多くが、このように日々を送ることは有用だし、案外面白かったと答えた。これからわかったことは、決断の件数が多い状況では、間違った判断を許容しやすいということである。質問が1つしかないテストと、100問からなるテストとの違いのようなものだ。1つしかない質問に正しく答えようと思えば、プレッシャーは非常に大きいものとなる。

現在主流になっている「意思決定理論」の問題点は、重大な決断だけでなく、さほど重大でない決断でもストレスになることだ。だが実際には、決断の重要性にかかわらず、**意思決定を行っても、当人がそれでいいと思えるなら恣意的に選んでも、どちらでもいいのである。**

意思決定理論には、うまく説明できない問題が1つあることが知られている。それは人が決断をする際に、無関係の選択肢に影響されてしまうことだ。たとえば大規模小売店の「ビッグ・ボックス」に行くと、めったに客が買わない非常に高価な大型テレビが置かれているのが目に入る。このテレビがあるために、2番目に高価なテレビが、客には割安に感じられる。この現象を分析した論文の多くが、人は「無関係の選択肢」に影響を受けて、非合理的判断をすると結論づけている。これは言外に「正しい結論は別に存在する」と言っているのである。だがこれらの研究者たちは、そうして2番目に高いテレビを買った人たちが、家に帰ってからどうしたかまでは追跡していない。家に帰れば、最高級テレビという「無関係の選択肢」の存在は消滅する。人々は正気に返って、買ったテレビを返却するだろうか。そんなことはない。彼らは自分たちの下した判断を正しいものにする。つまり買ったテレビを楽しむ。もしこの人たちが行った店が別の店で、例の最高級テレビがなかったなら、今回とは別のテレビを買っていたかもしれない。その場合はまた、その決断に満足して楽しむだろう。つまりどんな場合も、自分が下した決断を正しいものにすることができるのである。

意思決定が重要になる場合

それでも、権力を持つ地位にある人たちは、公正で理にかなった判断をするために「コスト・ベネフィット分析」をする必要があるのではないか、とみなさんは思うかもしれない。テル・アビブ大学のシャイ・ダンジガーらによる、司法判断に関する興味深い研究を見てみよう[10]。彼らは判事が下す仮釈放の判断に、ランチ休憩が影響していると結論づけた。判事が仮釈放を認める割合は、朝のうちは65％ほどであるのに、昼休み直前には0％にまで下がる。そしてランチの後はまた65％前後に戻っていたからだ。これを読んだ時、最初は面白いと思った。だが仮釈放に一縷の望みをつないで判事の前に引き出される受刑者のことを思うと、空恐ろしく思えてくる。ふつう私たちは、司法判断というのは、膨大な法的知識と前例に基づいて下されるものと考えている。ところが、経験豊かな判事たちによって下される決断すら、それを最も左右するのが空腹の度合いだというのである。

皮肉なことに、合理的に考えても誤った判断に行き着くことはよくあると、心理学者たちは述べている。人は、よりよい結論を求めるよりもむしろ、**周囲に対して一番正当化しやすい選択肢を決断する傾向がある**という。つまり、最高の選択肢を選ぶことより、バカな判断をしたと人から思われたくないということの方が大事なのである。まあ、客観的にみて絶対に正しい決断というのはないのだから、それでもかまわないのだが。

ヴァージン諸島で、例のジープに乗るか、いつ来るとも知れないバスを待つべきかを決断しなければならなかった時、私はプラス面とマイナス面の分析などしなかったし、自分の決断が周囲に対して正当化できるかという心配もしなかった。単にあのバス停に立っていることが怖かっただけで、だからジープに乗ったのである。最良の判断は時に、一切の正当化なしに行われる。実際、非常事態においては正当かどうかなど関係ない。非常事態とは、選択肢を詳細に調べたり「コスト・ベネフィット分析」をやったりする余裕がない状態のことだ。そんな時でも、人は判断も行動もしなければならない。

消費者の行動においても、同様の状況が見られる。購買者の多くは、何を買うかの判断を3秒以下で行うという。私の場合でも、レストランでメニューを開いて、そこにソフトシェルクラブがあったら、おそらく2秒で決断すると思う。だが中には、何を買うか、何を食べるかなど、決断のゴールラインを容易に越えられない人たちがいる。すぐに決められる人たちは「コスト・ベネフィット分析」などしない。また「決められない人たち」は、たとえ分析をやってもたいして助けにならない。

決断のために大量の情報をチェックするべきだという考えを持っている人たちも、常にそうしているわけではない。決断するのが仕事の人たちでさえそうだ。シーナ・アイエンガーの研究によれば、企業のＣＥＯたちは、決断の50パーセントを9分以内に行うという。彼らが時間のかかる「コスト・ベネフィット分析」を、日常的にやっているとは思えない。

ひとたび決断して行動が始まれば、別の選択肢の行く末を確実に知ることはできない。「ラスベガス・サンズ」「ロイヤル・カリビアン・クルーズ」「マイクロン・テクノロジー」などの企業はみな、長い間繁栄を続けていたが、過去2年続けて10億ドル以上の損失を出した。その2年の最初の年に、将来の損失を避けて撤退するべきだったのだと、みなさんは言うかもしれない。だがこれらの企業はどれも、事業を継続する道を選び、その後大きく成長させた。私が言いたいのは、一度決めた道を変更しないのがいいということではなく、1つの決断が他より優れているか、あるいは優れていたかどうかを、知るすべはないということだ。**選択しなかった道は、さらに良かったかもしれないし、もっと悪かったかもしれないし、同じようなものだったかもしれない。**

心理学者の多くが、選択の結果は「いい」か「悪い」かのどちらかであることを前提として考えている。「プロスペクト理論」と呼ばれる重要な研究があるが、この研究では「損失による痛み」は多くの場合「利益を得る喜び」に勝るため、それが選択の仕方に影響を与える、ということを示して見せた[11]。たとえば、何かの手術の成功率が90%だと説明されると、多くの人はそれを受けようと思う。しかし失敗の可能性が10%あると説明されると、手術を回避しようとする。客観的に考えればどちらも同じなのだが、その説明によって引き出される感情は非常に異なる。

神経生物学者のアントニオ・ダマシオは、感情が人の決断にどんな影響を及ぼすかを、世に示した。プラトン以降、人は情動を制御すべきだという考え方が一般的だった。[12] だがダマシオは、感情は人の決断を曇らせるものではなく、むしろ意思決定にとって必須の要素であると考えた。感情はものごとに、これはいいとか、悪いとか、まあまあだといった色付けをする。そういう感情の記憶が絶えず無意識下に蓄積され、何かの決断をしなければならない時に後押ししてくれるというのである。

ダマシオのこういう考え方は主に、患者と関わる経験の中から出てきたものだ。眼窩前頭皮質（意思決定に関わる部位）に損傷がある人たちは、決断することが難しい。彼らは「コスト・ベネフィット分析」をすることは問題なくできる。だが、マイナス点を見つけるたびに、新しいプラス点も見つけてしまう。ダマシオはそれらの患者たちに、選択肢がいい感じとか悪い感じとかどちらでもないなど、判断を助ける情動記憶が欠落していることを発見した。その結果、ごく簡単な決断にさえ何時間もかかってしまうのである。

私の立場は、ダマシオや他の意思決定理論の学者たちと少々異なる。彼らは暗黙のうちに、あるいははっきりと、「決断の結果はいいか悪いかどちらでもないかのいずれか」だと決めている。みな、何がいいかは人によって違うことや、悪いとされた選択肢の中にも何かしらいい点がありうる（その逆もしかり）ことを認めてはいるのだが、決断の結果については、基本的にいいか悪いかに分けられることを前提としている。

私は、ある状況に6つの悪い点と3つの良い点がある場合、それは総合的に見て悪いという考え方はしない。すべての側面は人がどう捉えるかによって、長所にもなれば短所にもなるからだ。もし「一貫性がなくてすぐ気が変わる友達がいるんだけど、デートしない？」と言われたとしたら、あなたは多分「いやよ。何でそんな人と」と答えるだろう。だが「柔軟な考え方を持つ人なんだけど、会ってみない？」と言われたら、会ってみようかと思うのではないだろうか。しかし「一貫性がない」と「考え方が柔軟」とは、同じことを言い換えたに過ぎない。

確率は当てにならない

確率というのも、状況の理解のしかたによって変わる。「ある人が別の人と過度に親しげにすれば、配偶者はおそらく腹を立てる」というのは当然のように思える。だが「過度に親しげ」とはどういう状態を指すのか。「腹を立てる」とはどんな状態を指すのか。その理解が変われば、結果が生じる確率も変わる。

過去の決断の評価もまた際限がない。自分の決断を振り返る時、どんな情報を思い出すかによって、その決断が正解に見えたり失敗に見えたりする。「あの新しいレストランに行かなくて正解だった。行ったらきっと食べ過ぎていた」、あるいは「あの新しいレストランに行かなかったのは本当に残念だった。きっとすてきな経験だったろうに」などと考える。人は自分のどんな判断にも根拠を見出すことができる。たとえば、人から何かを頼まれたとする。引き受けたのは、その人が困窮していると考えたからだし、断ったのは、人使いが荒い人間だと思ったからだ。どんなできごとも、その意味はさまざまに変えられるので、たいていの場合、人は自分の判断を正当化でき、実際にそうしている。人はどんな風にも自分を納得させられるので、既成の正しい決断というものはないのだが、残念なことに、中には判断を誤った理由ばかり探して悩む人たちもいる。

もちろん決断によっては、人生に与えるインパクトが非常に大きい。どの仕事を選ぶか、誰と結婚するか、手術を受けるかなどの決断の重大さは、どの映画を見るかなどの決断とは比較にならない。だが重大さに差はあっても、意思決定プロセス自体は基本的に同じである。理論上選択可能な道は非常に多く、しかもすべてが、ポジティブにもネガティブにも捉えうる。そして、新しい可能性が見つかるたびに、判断は変わり得る。どれだけの情報を考慮すればいいかというルールなどは、そもそも存在しない。

たとえば、手に入る限りの情報を考慮して、この家を買うべきだと思ったとする。しかしその後、1ブロック先に高速道路建設が計画されているというニュースを目にしたため、その家を買うのをやめる。だが、そのブロック内の住人には、市から莫大な補償金が下りるらしいという情報が飛び込んできた。あなたの気持ちは再び変わる。このようにして、重大な意味を持ちうる情報は次々に現れ、終わりがない。

また、プラス点がネガティブにも捉えられるのであれば、それらを総合して「コスト・ベネフィット分析」（1ベネフィット－1コスト＝0）をしても、どの決断が正しいという答えは得られない。

次に、「サティスファイシング（満足化）」について少し詳しく見ていこう。これはハーブ・サイモンの造語で、彼はこれが決断の良い方法であるとした[13]。サイモンは、手に入る限りの情報すべてにこだわるのではなく、決断するのに必要な情報だけを用いればいいと考えた。だがやはりこれにも、いい決断と悪い決断があって、情報量は少ないよりも多い方がいいという考え方が含まれており、その点で私の考え方と少し異なる。たとえば、ビタミン剤を摂取するかどうかという判断を考えてみよう。10人に相談して、全員がそれは大切なことだと言ったとする。100％が賛成ということで、非常に説得力がある。もし100人に尋ねて全員が賛成したなら、情報量が10倍になるわけだから、説得力がさらに増すように思える。だが、別の100人ないし1000人に聞いた場合に、全員が同じように答えるとは限らない。もし新しい情報が1つでも加われば、私たちの心は変わりかねない。たとえば、101人目に尋ねた人が、奥さんがビタミン剤を飲んで重大なアレルギー反応を起こしたという話をしたら、あなたはどう思うだろう。

さらに言えば、それぞれの情報を丁寧に調べてみれば、さまざまな違いがあることもわかる。100人全員が「ビタミン剤を飲んでよかった」と言っても、その人たちが毎日飲んでいるのか、たまに飲む程度なのかもわからないし、彼らが真実を語っているのかもわからない。単にプラセボ効果で効いているのかもしれない。そもそも「飲んでよかった」という感想が何を意味しているのかもそれぞれだろう。

健康に関する決断は、確実さを求めるがゆえにいっそう不安を伴う。友人のジュディは医者から、乳がんかもしれない腫瘍があると言われた。医者は腫瘍切除の手術を勧め、それで心配の種がなくなると言った。彼女はその忠告に従って手術の日程を決めたが、やはりセカンドオピニオンを得ようと思った。

2人目の医者はジュディに、アシュケナージ系ユダヤ人かと尋ねた。この系統の人たちには乳がんになりやすい遺伝的傾向があるのだという。彼女がそうだと答えると、医者は遺伝子検査を勧めた。だが、そういう遺伝子を持つことが判明した際に、両方の乳房切除手術を受ける心の準備がないのであれば、その検査を受けることに意味はないとも付け加えた。彼女はひどく驚いて狼狽《ろうばい》した。乳がんと診断されてもいないのに、両方の乳房切除をするつもりがあるかと聞かれたのである。彼女はすっかり参って、私にアドバイスを求めてきた。

私は、そもそもしこりががんかどうかもはっきりしないのだから、自分だったらすぐには何もせず、2か月おきにしこりの検査をすると言った。そしてたとえ突然変異遺伝子を持っているとわかっても、両方の乳房切除はしない。乳がん発症の確率が大きいというだけの話で、絶対ではないからだ。ただしそれは、彼女がこのストレスにどれくらい耐えられるかによる。彼女にとって最大のストレスはしこりががんかどうかはっきりしないことだったので、定期的なマンモグラフィ検査を待つより、しこりの切除手術を受けることに決めた。予定された日はユダヤ教の祝日だったので、手術の延期を相談したところ、医者も問題ないと請け合ってくれた。彼女はプレッシャーから解放されて祝日を楽しんだ。そして幸いなことにしこりは良性だった。ストレスは解消し、遺伝子検査もせずにすんだ。

遺伝子検査を受けることも、それに先立って両方の乳房切除を検討しなければならないというプレッシャーも、彼女に大きな不安を生じさせ、明瞭にものを考えられない状態にしてしまった。だが彼女は最終的に、プレッシャーを乗り越えた。がんとは決まっていないのだと思い返し、落ち着いて選択肢を見直し、ひとつずつ対処した。それが「正しい選択」に思えたからだ。数か月後、その時の経験を語った彼女には、何の後悔もなかった。

なぜ後悔するのか

「誤った決断」というものがないのであれば、「後悔」はあり得るのだろうか。何年か前、論文発表には到らなかったものの、私はこの疑問から出発してある研究を行った。まず参加者たちが集合した時、「準備が遅れているので待合室で待機していてほしい」と伝えた。そして、壁のランプが緑に点灯したら実験室に入るように伝えた。待ち時間の過ごし方は、グループによって変えてある。あるグループには、人気コメディドラマの「となりのサインフェルド」を見ていてもらい、2つ目のグループには、自分の感情について考えるように指示し、3つ目のグループにはわざと退屈なビデオを見せ、4つ目のグループにはただじっと待っていてもらった。20分後、実験スタッフがそれぞれの待合室にやってきて、他グループの参加者たちはすでに実験室に入って、多額の賞金を勝ち取ったという
その話をする。「ジョーは150ドル手に入れたし、スーザンは175ドル獲得しました」とスタッフは告げ、それから「この部屋のみなさんは、なぜ実験室に来なかったのですか」と尋ねる。どの部屋の参加者も驚いて、「だって、緑色のランプはまったくつかなかったもの！」と口々に言い訳した。その人たちに、賞金を手にする機会を逃したことについて、どんな気持ちかと尋ねると、待ち時間をよりよく過ごした人たちの場合は——つまり「サインフェルド」を楽しんだり、マインドフルな思索にふけったりしていた人たちは——極めて楽観的で、特に悔しがる様子は見せなかった。だが、それ以外のグループの人たちは腹を立て、悔しがった。だが実験に参加したとしても、賞金を獲得できたとは限らないし、恥ずかしい思いやその他のネガティブな結果を経験したかもしれないのだ。

このように後悔というのは、「選択しなかった道が、もっとよい結果に結びついたはずだ」という誤った憶測に基づいている。「この仕事はまったくひどい。あっちの会社に入ればよかった」「この店の料理はまずい。別の店に行くべきだった」。しかし、他の会社やレストランがさらにひどいということも、当然あり得る。また興味深いことに、決断を後悔する人というの

は、たいてい「状況はいつも悪い方に向かう」という考え方をする人たちである。どちらにしても悪い方に向かうのであれば、選択を後悔しても何の意味があるだろう。選ばなかった道でどんな経験をするかなど、まったく知るすべがない。人は何かの行動のために決断をする。だがその行動を経験すると、その人自身がすでに変化している。別の行動を選んだ自分がどんな気持ちになるかを推測することは不可能だ。

選んだ道に何が起きたとしても、そこには何かしらよい点があると私は考える。第2章でお話ししたが、我が家の火事のことを振り返っても、思い出されるのは人々の優しさだ。ヴァージン諸島で、見知らぬ人のジープに乗った時の決断でさえ、その後何年にもわたって、話したり書いたりする材料を提供してくれた。私の「意思決定理論」はこの体験のおかげで発展した。

「正しい決断」というものはない

「正しい決断」というものが1つあるとマインドレスに思い込んでしまうと、ストレスを生むだけでなく、その人の自己肯定感を損なう。「なんて自分はバカなんだ。何でももっとましな判断ができないのか」と自分のふがいなさを責めることになるからだ。そのため多くの人たちが、自分の人生を左右する問題を、いわゆる専門家やエキスパートと名乗る人たち、つまり自分より良い判断をしてくれそうな他人に委《ゆだ》ねてしまう。これはそのエキスパートが、こちらにとって何が最善かを考えない場合、危険なことになりかねない。「意思決定」は、「自分の行動は自分のもの」という自覚が土台であり、他人に正しい決断をしてもらうことではない。

「正しい決断」は1つだと信じれば信じるほど、決断は難しくなる。フィードバックはめったにないし、他の判断との比較フィードバックなどは、さらに得られない。たとえ得られたとしても、フィードバック自体もそれをどう解釈するかで変わってくる。たとえば、結婚するべきか迷っているとする。彼のある一面を、魅力的と考えるべきなのか、それとも苛立たしいと思うべきなのか。彼は人を信じる性格だが、それは人に騙されやすいとも言える。前者と考えれば長所だし、後者と考えれば欠点になる。

決断ができない時というのは、選択肢同士にあまり違いがないからだ。どれも同じに見えるのなら、何を選ぶかは問題にならない。選択肢が明らかに違っていて、好ましさに差があるのなら、計算などは必要ない。ただ気に入ったものを選べばよさそうなものだ。それでもやはり、意思決定プロセスを経てどちらかを選ばなければと思う人は、選択肢が違って見えるようにするために、情報を集め始める。

私が思うに、「意思決定」というのは、自分の好みが決まるまで情報を集めることにすぎない。多くの人は、情報をたくさん集めれば、その情報が「正しい選択肢」を教えてくれると考える。ところが、リサーチを続けていくと、新しい情報が見つかるたびに好みが変わり、判断が行ったり来たりする。ストレスを感じ始め、なぜ「答え」が見つからないのかと思う。しかし正解というものは得られない。決断は常に不確実性の中で下され、どれほど努力してもその不確実性を取り除くことはできないからだ。

これは、終末期の医療をどうしたいかというような重大な決断の場合でも同様だ。病状が本当に重篤になった時にどんな医療を望むかを、実際にそうなる前に、よくわからないまま決断しなくてはならない。私たちは自分の希望くらいはわかるはずだと思っているが、いざその時になると気持ちが変わって、苦痛を耐えてでも生き続けたいと考える人は少なくない。

ダマシオ博士は、人の感情が認識に影響を与え、収集する情報もそれに左右されると述べているが、私もその通りだと思う。さらに付け加えて言えば、**そもそも何が重要かということも、多くの場合感情が決めている。**私が就職先の大学を決めた時のように、集める情報はすでになされた決断をなぞるものであることが多い。私はニューヨークに住みたかった。だからそれがベストの選択となるような情報を集めたのである。

推測、予測、選択、決断

決断をするのに、入念な理由づけや情報収集すらも必要でないのなら、「推測」「予測」「選択」「決断」は、それぞれどう違うのだろう。「推測」するのは、結果がはっきりわからない時だということは誰にもわかる。「予測」も同様で、結果がどういうものかわからないから予測する。「選択」もそれらと大して違わない。まったく迷いがなければ、「選択」とは言わない。そして「決断」もまた同じだ。どんな場合でも、そこには考慮すべき別の道がいくつかあって、どの道もその先に何が起きるかわからない。そしてどんな結果も、ポジティブにもネガティブにも捉えられる。決断しなければならない時、そこには不確実性がある。不確実性がなければ、決断の必要はない。必ず表が出るように細工されたコインを投げるなら、誰もが表を選ぶ。手術の成功が確実なら、情報を集めたりせずそれを受けるだろう。

「推測」「予測」「選択」「決断」の違いは、そのプロセスの違いではなく、結果をどのくらい重要なものと見るかだと私は考えている。「私は手術を受けると推測します」とか「コインを投げて決断します」などと言ったら、非常に奇妙だろう。だが、どれほど情報を集めても、手術が絶対に成功するとは言い切れないし、手術を受けた場合と受けなかった場合の、起こりうる結果すべてを知ることもできないのだから、手術が成功すると信じることは、実際には「推測」以上のものではない。このように考えれば、医療に関わる決断も多少は楽になるかもしれない。だが、結果は人生を変えてしまう重大なものかもしれないので、私たちは結果に対処するために情報を集めるのである。

結果がさして重要でなければ、後で判断を正当化する必要はないが、何を重大と考え、何を些細と考えるかは、人によって違う。大事な局面でマインドレスに決断をすることは、ストレスを増やすことにつながる。決められないことも、後で悔やむことも、コントロール感覚を損ない、健康にも有害だ。先に述べたように「コントロール幻想」は、行為者の視点から見れば幻想ではない。従ってマインドフルな意思決定は、意外なことに偶然が左右する状況においても、健康にとっていいということになる。

「決断」と「推測」は、どちらも同じ不確実性の中で行われると述べた。そうすると、どんな治療を受けるかを「決断」することは、どの治療がいいか「推測」するのと同じだということだろうか。いや、そうではない。治療法を「決断」する場合には、選択肢に関する新しい気づきがあり、そのマインドフルな気づきそのものが健康にとって有益だ。2つの選択肢からじっくり考えて治療を「決断」することは、単にどちらがいいかを「推測」するよりも、自分のためにいい。医療の場面における「意思決定」は客観的に行われるべきだと思いがちだが、それは自身の健康を管理するための最善の道でもなければ唯一の道でもない。

先に述べた「コントロール幻想」の話に戻ろう。私たちはたいてい「推測」よりも「決断」に、より多くの時間を費やす。「決断」の場合は「推測」する場合よりも、選択肢に関してより多く知ろうとし、コントロールを行使する。事実、「コントロール幻想」の研究では、宝くじ券の価値は、持ち主がどれくらいその券のことを考えたかによって変わることが示された。つまり、何かに努力と思考を注ぎ込めば注ぎ込むほど、それに対するコントロール感が生じるのである。

気づきが多いほど、私たちはコントロール感をもつ。そして「推測」している時よりも、

「決断」する時の方が、気づきが多い。行動経済学の視点からは、このことは非合理的に見えるようだ。だが、受けると「決断」した治療と、たまたま選んだ治療は、客観的に見れば同じものかもしれないが、心理学的に見ると非常に違う。同様に、まったく同じ薬でも、高い代価を払うほど症状が早く回復するというのは、非合理的に思えるかもしれないが、実際に研究によって実証されている。

時に、自分の決断が周りから理にかなっていないと思われることがある。他の人と価値観が違うために異なる選択をする時、こちらの好みが変化した時、選択肢が他の人には違うものに見える時、無関係の比較対象の出現で影響を受けた時などに、そういうことが起きる。しかしそういう評価はすべて、「正しい決断」が存在するという前提に基づくものだ。だがその前提自体が誤りである。「決断」というのは主観的なものだと気づいて、「客観的蓋然性」とか、「良い決断」「悪い決断」という考えを捨てれば、ストレスや後悔も減り、自分の意思決定能力の不足を嘆くこともなくなる。

第5章

思考をもう一段レベルアップする

癒しは時間の問題だが、時に機会があるかどうかの問題でもある
——ヒポクラテス

私たちの多くは、日常的に「社会的比較」を行っている。自分が他の人よりも優れている点や、劣っている点を探すのである。「私はこの頃、彼女より痩せているわ」「あの人は私よりずっと若く見える」「あの人は希少なチケットを手に入れてブロードウェイショーに行くのに、自分はこうして家にいる」「君はどうしてそんなに金があるんだ」「俺はあいつよりずっと料理がうまい」

また、誰かが褒められると、そばにいる人は自分にはその長所がないと貶《おとし》められたような気分になる。私はそういう様子を何度も目撃したことがある。こういう「社会的比較」を年中やっていると、やがてみじめな気分になり、失敗を恐れて、新しい行動を起こす意欲を失ってしまう。ここで興味深いのは、「社会的比較」を日常的に行うことが、下方比較（自分の方が優れている）と上方比較（相手の方が優れている）のどちらの場合にも、ネガティブな結果を生むことだ。それは、自分は人より優れているという考え方をする人は、別の点で自分は人より劣っていると考えるものだからである。

私は、研究室のジュディス・ホワイト、リアト・ヤリーヴ、ジョニー・ウェルチらと共に行った実験で、ひんぱんな「社会的比較」が、いくつかの有害な感情や行動と結びついているこ

とを確認した。「社会的比較」をしょっちゅう行う人たちは、妬み、罪悪感、後悔、防衛的感情を持ちやすく、うそをついたり、人のせいにしたり、満たされない欲求を持つ傾向があった。中でも重大な結果は、ひんぱんな「社会的比較」がストレスや抑うつを生み、健康に害を及ぼすということだ。

著名な社会心理学者、レオン・フェスティンガーは、人間には「社会的比較」をせずにいられない衝動があって、それから逃れられないと考えた。(2) この点に関して、私の意見はまったく異なる。人々が評価の社会的比較をしようとしない行動はたくさんある。たとえば大抵の人は、自分の歯磨きが人よりうまいか下手かを気にすることはない。何であれ、社会的比較をしないのは明らかな理由がある。そういう時はたいていマインドレスに、人の行動をごく単純に理解している。気を入れてやっているか、いい加減にやっているか、いつも通りか、いつもと違うか、と思うくらいだ。それに人の行動を判断する方法は評価だけではない。

新しい現象や予期せぬ行動に出遭った時、あるいは他者を理解しようとする時には、当然、それに対する説明や解釈を得ようとする。だがマインドレスでいると、一番先に思いついた結論に飛びつきやすい。マインドフルでいれば、複数の説明や視点を思い浮かべることができ、どれがいいと性急に決めることなく、それらを可能性として心の中に留めておける。

大学院の学生だった頃、私はイエール大学の社会心理学者、ビル・マグワイア教授の講義を聞いた。教授は「説得」に関する研究で、おそらく最も著名な学者だ。また非常に洞察力に富んだ人で、心理学者たちが「行動の解釈」において、間違いを犯しやすいことをよく理解していた[3]。彼は、人は同じ行動を、時にまったく異なる理由から取ることがあると指摘した。それらの行動は非常に似ていることもあるが、実際にはまったく違う。彼はこんな例を挙げている。世の中には、『ザ・ニューヨーカー』誌を読まない人、読む人、以前読んでいたが今はもう読まない人、の３種類がいる。第１グループと第３グループの人たちの行動は、同じに見える。いずれも『ザ・ニューヨーカー』誌を読まない。しかしこれら２つのグループは、まったく異なる人たちであり。心理学の研究においては、その違いを区別する必要がある。それにもちろん、４つ目のグループも加えることができる。一度やめたが再び読み始めたという人たちである。同様に、第２グループと第４グループも一見同じに見える。

この考え方は、「行動」に関する研究に限らないと私は思う。一見似ているものを同じだと拙速に思い込むことはよくあることで、誰にも起きる。私はその後、「レベル１、２、３の思考」という概念を生み出して、多くの例を考え続けた。たとえば、高齢女性が３人の通行人とすれ違う際に、杖を落としたとする。通行人Ａは彼女を助けようとしない。そもそも親切な人間ではないのである。通行人Ｂは彼女を助けようとする。親切心や人助けに価値を置いているからだ。通行人Ｃも、彼女を助けようとしない。自分で杖を拾った方が、人に拾ってもらうよりも気分がいいだろうと思ったからだ。Ｂの視点から見ると、ＡもＣも冷淡で不親切な傍観者に見える。だが実際には、ＡとＣの行動の動機は、ほぼ正反対である。

人は何かについて解釈が必要な時、マインドレスに何らかの説明を思いつくと、たいていはそれ以上考えない。私たちは、成人と子どもたちを対象にした実験をいくつか行い、何かの出来事や行動に対する説明を、複数考えてもらった。それによって、成人も子どももマインドフルネスを有意に向上させることができた。

たとえば、参加者たちに、1人の男がキャッシュレジスターの中から金を取り出している映像を見てもらう。この男はなぜこんなことをするのだろうか。泥棒かもしれない。あるいは彼はキャッシャーで、単にお釣りを出しているのか。または店主が、その日の売り上げを取り出しているのだろうか。修理屋がキャッシュレジスターを直そうとしているのかもしれないし、監査官が抜き打ち調査をしているところかもしれない。

つまり、限られた情報では本当のことはわからないということだ。**解釈を行う際にマインドフルでいること——つまり新たな事実に気づくことによって、この世で経験することは本質的に不確実だということが理解できる。**人感センサーのように、コンピュータを使って常に新しい事実に気づかせるようにすることはできるかもしれないが、それでコンピュータがマインドフルになるわけではない。**人間がマインドフルになって初めて、自分が知らなかったことや間違って理解していたことがあると気づくのである。**

「レベル1、2、3の思考」は、複数の視点を用いることによって、それまで自分を縛っていたマインドセットを変化させる道を教えてくれる考え方である。これは、状況の解釈がどれくらいマインドフルかでランクが決まっている。「レベル1」はものの見方が非常に未熟で、自分の無知を知らない状態。「レベル2」は、自分は合理的に行動していると思い、自分の理解の仕方に確信がある状態。そして「レベル3」はマインドフルで、複数の視点をあてはめて考えられる状態である。どんなこともすべてさまざまな説明が可能なのだとわかると、人は物事の本質的な不確実性に気づき、それを受け入れるようになる。思考にこういう3つのレベルがあると知ることが、自分や他者の行動に、新たにマインドフルな解釈を見出せるようになる第一歩だ。そして他の解釈はないだろうかと自問するようになる。

この「レベル1、2、3」は、ステップアップ戦略のようなものではない。レベル1からスタートして、レベル2に行き、それからレベル3までいけば、それでマインドフルになるということではない。ある特定の状況に対して人が本質的にどのようにアプローチするか、その方法や形態を述べたものだ。レベル2の思考も、基本的にはマインドレスである。このレベルでは、人々は自分がよく状況を理解していると思っている。だが世の中のことはすべて常に移り変わり、しかも別の視点から見れば違って見える。従って、何かを完全にわかっていると思うのは幻想に過ぎない。その結果、このレベルの人たちはしばしば間違いを犯すのに、めったに自分を疑うことがない。しかしどんな行動にも、同じくらい良い説明がいくつもあり得るということを受け入れれば、レベル2から脱してレベル3の思考に移行でき、よりマインドフルになれる。他者の行動の意味について、より奥深い説明を見出すことができるので、人間関係が改善するだけでなく、マインドフルな考え方をすることによって、健康にもいい影響がある。

私がいつも気に入らないのは、レベル2の人々が、新しい発明や物事の進歩に対して示す態度である。レベル2では、進歩というのは一気に起こるものだと考えがちだ。従って何らかのブレイクスルーがあると、それが最上のものだと思い、少なくとも当分はそのままだと考える。私の考え方は少し違う。さらなる改善の可能性は常にある。

距離に関する「ゼノンのパラドックス」を考えてみよう。(4) ゼノンは、今いる場所から目的地の間には必ず中間地点というものがあるから、決して目的地にたどり着けないと断定した。たとえ残りが1フィートだとしても、その半分まで来た時、目的地は半フィート先である。それから4分の1フィート先となり、その後もどんどん少なくなるが、どんなに少なくなっても必ず残り半分が存在する。

このゼノンのパラドックスに対するレベル1の考え方は、論理を無視して当たり前に考えることだ。明らかに、人はいつだって行きたいところにたどり着く。

レベル2は論理を受け入れ、それを何とか解決する方法を考える。

レベル3は、論理的主張に含まれる真理を受け入れながらも、それに別の光を当ててみようとする。つまり、目的地までの距離を半分に分けてそこを目指せば、少しずつでも着実に前進できるというように理解する。ダイエットをするならまず、すべて食べてしまう代わりに、半分残す。半分も残せないなら、4分の1残す。誰でもほんの少しなら残せるはずだ。そしてそこが新たな出発点となる。最初とても無理だと思ったことも、できるという経験を積むたびに、自分の可能性に対する新たな視野が開けてくる。

あるいは、「自由意志」について考えてみよう。ある人が家に帰るのに、列車Aに乗るか、列車Dに乗るかを選ぶとする。自由意志によってしばらく考えた結果、列車Dを選んで無事に帰宅した。あとで、列車Aが実は終日運転を停止していたと知った。従ってどちらにしろ、列車Dに乗らなければならなかったことになる。この場合、その人のDという選択は自由意志になるのだろうか。

レベル1とレベル3の人は、そうだと答え、レベル2の人は違うと言うだろう。だが、レベル1の人とレベル3の人の、イエスという答えの理由は異なる。レベル1の考え方では、「自分は考えて選んだ。列車Aが運休だったことなど関係ない。選んだ結果が大事だ」となる。そしてさらに、人には自由意志があると単純に言い切るだろう。レベル2の人たちは、「この場合、乗る列車を変えることはできなかったのだから。自由意志は幻想だ」と言うだろう。また、レベル3の人たちはおそらく取りうる選択肢を拡げ、家に帰る方法は列車Aと列車D以外にもあったのだから、Dを選んだのは自由意志だと考える。歩くこともできるし、タクシーやバスを利用することも考えられる。レンタカーを借りてもいい。帰宅せずにどこかまったく別の場所に行く選択肢もあるし、一晩地下鉄の駅で過ごすことも不可能ではない。あるいは他に方法がなくて、結局D列車に乗るということもある。

ここまで見てきたように、ものごとは、それ自体に何らかの価値が付随しているわけではない。人がそれをどう捉えるかで決まるものだ。レベル3の思考では、自分は多くの選択肢を持ち得ると知ることで、コントロール力を持つことを意味する。従って「自由意志」というのは幻想ではない。

私たちは誰でも日々の生活の中で、「1、2、3レベルの思考」を取り入れることができる。たとえば12、13歳くらいの子どもたちがマーケットの中で、辺りを憚《はばか》る様子もなく大声で歌っているとする。私たちはそれを見て、この子たちは社会規範をまだ身につけていないと考えるだろう。だが、いい大人がこのような行動を取っていたら、この人は子どものようにしたい放題をする人なのか、あるいはルールは知っているが何らかの理由でそれを無視しているのかと幅を広げて考える必要がある。おそらくは、子どもじみているというより、大人として羽目を外す理由があったのだろう。

高齢者も誤解されることがしばしばある。子どもたちはしょっちゅうアイスクリームを欲しがるかもしれないが、大人は糖分を取りすぎることは身体によくないことを知っている。95歳の老人であっても、食べるかどうかを自分で決められるはずだ。鎮痛剤は依存性があるから、摂取量を制限しなければならないとしても、苦痛のある98歳が必要と考えるなら、それを制限すべきだろうか。

誰かの行いを「悪い」と決めつける時には、注意が必要だ。その行為は、少なくとも特定の

状況において（そして当人にとって）、いくつかの理由のある「よい」行いなのかもしれない。また、2人の人が同じ行動を取っていても、その背後にある理由は違うことがありうる。1人がピザを食べないのはトマトにアレルギーがあるからで、別の人がピザを食べないのはダイエット中だからかもしれない。従って「社会的比較」など、そもそも意味がないのである。

「がんばる」こととただ「やる」こと

「レベル2」の規範的視点から見ると、同じ行動でも、レベル1が薄っぺらものに見えたり、レベル3が高慢に見えたりする。それを知っておくことは、自身にとっても対人関係においても重要である。

例えば、3人の学生が論文を書いているとする。最初の1人は特に努力していない。ただ無気力にペンを走らせているだけだ。2人目は努力している。がんばっている様子がはたから見てもわかる。3人目は、1人目と同様でまったく大変そうに見えない。それは、「がんばっている」のではなく、ただ「やっている」だけだからだ。

一見したところ、1人目と3人目はどちらも気楽そうに見える。だがその内実はまったく違う。何かを楽々と行っている時は、多大な努力や注意力を注いでいるように見えないものだ。従って3人目は、1人目と同じように見られて、まったく努力をしていないと批判されるかもしれない。

もちろんがんばることは、やるべきことを放棄したり、無気力にやったりするよりはましに違いない。しかし、さらにいいのは、ただやることである。子どもに、アイスクリームを「食べる努力をしなさい」とは言わないだろう。

「がんばってやってごらん」と人に言われる時や、自分で努力しなくてはと思う時には、言外に失敗の可能性があることが含まれている。しかし、ただ単に「やろう」としている時には、その人の関心は結果よりもプロセスにある。「スター・ウォーズ」に登場するヨーダの「やるかやらぬかだ。やってみるというのはない」という言葉は正しい。

私は今、研究室のクリス・ニコルスと共に、学生たちに何かを「がんばってやってみてください」と指示するのと、「やりなさい」と指示するのでは、反応がどう違うかを調べているところだ。[5] 私たちの仮説は、人は自分の行動を「がんばってやってみる」という言葉で捉えることによって、失敗がありうるという先入観を持ってしまい、そのために結果が悪くなるのではないかというものだった。単に「やる」という前向きな言葉を使えば、人々はもっとシンプルに作業に集中でき、よりよい結果につながるのではと予測したのである。

この実験では、LSAT（米国ロースクール入学テスト）の中から、論理的・言語的理解力を測る難しい問題を7問選び、92人の参加者に解いてもらった。参加者たちはテストの直前に「やりなさい」あるいは「がんばってやってみてください」のどちらかの指示を受ける。結果は、仮説が正しかったことを証明した。単に「やりなさい」と言われた参加者たちの成績（7問のうち、正解平均4・52問）は、「がんばってやってみてください」と言われた参加者たちの成績（正解平均3問）を明らかに上回った。

では「望む」という姿勢はどうだろうと思っている読者もいるかもしれない。実のところ、これも「がんばってやってみる」という姿勢とあまり変わらない。「望む」というのは一見ポジティブな態度に見える。もちろん、希望がないより希望をもつ方がいいことは間違いない。しかしもっといい方法は、単に「やる」ことだ。「望む」という行為にも、一片の疑念と特有のストレスが絡むからである。たとえば、朝起きてキッチンに向かう時、私たちは1杯のコーヒーを飲むことを望んだりしない。「望む」ということは、その実現性に疑いを持っているということだ。実際にはそんなことはない。私たちはキッチンへ行って、単にコーヒーをいれて飲む。

責めることと許すこと

飼い犬の足をうっかり踏んでしまったことがある人は、犬がただちに、こちらの気持ちを楽にしてくれるのに驚いたのではないだろうか。ちゅうちょなく許し、責めたり怒ったりせず、たちまち仲直りする。だが人間の足を踏んでしまった場合には、その後の反応に仲直りが含まれないことも多い。怒りや当惑が示され、小突かれることすらある。その後長いこと恨まれるかもしれない。

犬は大事なことを知っている。それは「恨みを抱くより許す方がよい」ということだ。これは、その状況に対する高尚な考え方である。だが実はさらに良い道がある。そもそも、「許す」という行為の前には、「責める」気持ちがある。どんな社会や宗教においても、許すことはよいことで、人を責めることは悪いことだと考えられている。しかし、一方は他方がなければ成り立たない。つまり「人を許す人」というのは、その前に「人を責める人」でもある。

さらに困るのは、私たちが、悪い結果だけについて人を責めることだ。しかし結果というのは、天から「いい」とか「悪い」とか書かれた付箋が貼られて下りてくるものではない。出来事をいいか悪いかに分別するのは、ただの人間である。しかも最終的に許すのは、最初にものごとをネガティブな目で見て人を責めた人間ということになる。

許すことは責めるよりはいい。しかしそれよりさらにいいのは、「レベル3」のやり方だ。つまり相手を理解することである。**相手の行為をその人の視点で理解すれば、責める必要はなく、従って許すこともない。**

友人夫婦を7時に夕食に招いたのに、8時になるまで現れなかったとする。こういう時の選択肢の1つは、彼らの遅刻はこちらの貴重な時間や夕食の準備に対する尊敬を欠いた無礼な態度であると捉え、イライラと相手を責めて1時間を過ごすことだ。そして彼らが到着したら、まず横柄な態度を取って謝罪を待つ。相手が平謝りに謝ることを期待し、その誠意を見極めようとする。それからしばし後、こちらの度量の大きいことを示して許してやる。さて、この後の夕食は楽しいものになるだろうか。

選択肢は他にもある。客が7時に現れなかった時に、マインドレスに彼らの居場所をあれこれ考えたり、料理に火が通りすぎることを心配したりしなければ、空き時間が手に入ったと考えることができる。その時間を使って、先延ばしにしていた電話に返事をしたり、テレビドラマの続きをちょっと見たりもできる。絵を描いたり、ネットサーフィンしたり、本を読んだり、うたた寝してもいい。客が到着した時には、得をしたような気分でいられる。こういう「何をしてもいい時間」は、めったにあるものではない。こういう状況なら、ネガティブ感情も相手を責める気持ちもなく、従って許す必要もない。

この「相手を理解しようとする」という道を選ぶと、人の行動のネガティブな側面が、同時にポジティブなものでもあることがわかってくる。第3章で見てきたように、いつも遅れてくる人は、責任感のない人だと思われがちだが、フレキシブルな人だと見ることもできる。人に騙されやすい人は、人を信じる心の持ち主だし、厳格な人はまじめな人だと解釈できる。実際にどんなネガティブな特性も、同じくらい力強いポジティブな形容ができる。

人をマインドフルに理解すれば、責める必要はなくなる。夕食に遅れてきた友人についても、その天然さを評価して面白がることができ、なぜ1時間も遅れることになったのか、その最新の冒険談に楽しく耳を傾けられる。人に対して批判的になっていると、相手を理解するという方に目がいかないものだ。**「人の行動は当人の視点から見れば意味を成し、さもなければその人はその行動を取らない」**ことを理解すれば、ネガティブな批判は消えていくだろう。

妹の友人が、何年も前に小学校の教師をしていた頃の経験を語ってくれた。彼女のクラスには双子の兄弟がいたが、彼らは同じ日に揃って出席したことがない。最初彼女は、その子たちが学校を軽んじているのかと思った（レベル1の解釈）。次に彼女は、この子たちのいい加減さを、仕方ないと受け入れることにした（レベル2）。それから最終的に、その子たちが1足の靴しか持っておらず、それを交代で履いて学校に来ていたということを知った。そして批判するべきではなかったのだと理解した（レベル3）。

マインドフルな解釈は、「孤独」にも適用できる。新型コロナによるロックダウンや外出禁止の閉そく感の中に生じた希望は、多くの人がそれぞれ、社会的孤独に「レベル3」の解釈を見つけたことではなかっただろうか。コロナが拡がる以前から、「レベル1」の人は1人でいることが多く、孤独に悩んでいた。「レベル2」の人は、常に人と交わりを持つようにしていた。だが「レベル3」の人は、1人でいても満たされていた。文を書く、絵を描く、1人用のビデオゲームをするなど、1人の方が楽しめる活動はたくさんあると知っているからだ。私たちは、「孤独」を何とかしなくてはと思いがちだが、実は私たちが必要としているのは、積極的に自分自身と関わる方法である。

仕事と生活をどう調和させるかにも、「レベル1、2、3」という考え方が当てはめられる。「ワーク&ライフバランス」の重要性を語る人々は、ストレスに耐えて仕事をしている時と、家族と自宅でくつろいでいる時は、必然的に別の人格になると暗に言っているかのようだ。

私は、「ワーク&ライフバランス」を整えなければとがんばるよりも、むしろ「仕事と生活の統合」を考えるべきだと思う。「レベル1」では、人々は働くことだけ考え、それ以外の生活のことは考えない。そして、いつかは生活を楽しめる時期が来るのだろうと思っている。「レベル2」の人々は、仕事以外の生活も大事だと気づいて、双方のバランスを取ろうとやっきになる。「レベル3」の人たちは、仕事と生活を総合的に考え、生活が与えてくれるものの多くは、仕事においても得られるということを理解している。これは、単純作業と考えられているような仕事でも同様だ。

以前、ニューヨーク市内の豪華なミュージアムタワー・マンションに住む友人を訪ねたことがある。今はエレベータ係など不要の時代だが、このマンションにはそういう係が配されている。これはさぞ退屈な仕事だろうなと私は思った。だが彼は、私のそんな思い込みを覆した。彼はエレベータが目的階に着くのにどれくらい時間がかかるかを当てることを、ゲームのように楽しんでいたのである。エレベータが上昇する間、通過階の番号が光るのをぼうっと眺める代わりに、彼は横を向いて時間を推し測っていた。そして私が下りる階に到着する直前、パッと振り向いて表示を確認した。

「レベル1」は、人を批判するほど状況に関する知識がない。「レベル2」はさかんに人を批判する。「レベル3」になるともう批判しない。このレベルにおいては、評価の「社会的比較」も意味をなさない。批判的態度が減ると、人間関係も改善され、周囲からのサポートが得られる。こういう状態は健康にとってても望ましい。

「レベル1」と「レベル3」の人は一見よく似ていて、見分けがつかないことも多い。愛犬が前足を踏まれてもすぐ相手と仲直りするのは、犬が無知で、責めるとか許すとかいう概念を理解できないからだろうか。もちろん犬の思惑を知ることはできない。だが、これを「レベル3」の対応で、犬が「これは単に偶発的できごとで、許すとか許さないというものではない」と考えているのではと推察すれば、私たちは犬の寛容さからも教訓を得て、自らの成長につなげることができる。

このように、誰かの行為がたとえ「レベル1」であっても、それを理解するよりよい道があるのではと考えることによって、その人との関係が改善される。相手により親切にするようになり、その結果相手の態度が改善されてくる。また同時に、人をマインドレスに批判しなくなると、自分自身を責めることも減っていく。

意味を見出す

この「レベル1、2、3」という考え方が適用できる重要な局面は、「人生の意味」を見つけようとする時である。「レベル1」においては、意味は外から与えられるものだ。選択肢があるとしても大して重要な選択ではない。たとえば、子どもに卵を食べさせようとする時、普通は「どういう料理を食べたいか」とは尋ねない。「スクランブルエッグとゆで卵とどっちがいい？」と聞くのではないだろうか。子どもには選択肢があるが、そこには制約がある。

自分の若い頃を考えても、大部分はこのようにして過ごしてきたと思う。どの科目を専攻するか、どの学校を受験するかなど、比較的簡単な選択は行ったが、大筋はほぼ決まっていた。いい成績を取って、教師や教授に褒められることを目指して進んできたにすぎない。

そもそも心理学の道を選んだ時も同様だ。どの科目も成績は悪くなかったので、どの方面に進むことも可能だった。しかし、フィリップ・ジンバルドー教授の「心理学入門コース」が非常に面白かったので、心理学を専攻しようと思ったにすぎない。元の専攻科目は化学だったのだが、化学を専門にしたら人生はどんな意味を持つだろうなどと、マインドフルに考えたこともなかった。どの大学に進むかも、選択肢の中から比較的安全と思われる道を選んだ。つまり単に、スクランブルかゆで卵かを答えただけで、問い自体は外部から与えられたものだった。

人生の道筋を「レベル2」で考えるなら、専攻、学問分野、職業によるさまざまな条件について、自分の「正味現在価値」を厳密に評価するだろう。だがこれまで見てきたように、「レベル2」の考え方も、たいていはマインドレスである。

実を言えば、「レベル2」には「レベル1」にない負の側面がある。それは「失望」である。「レベル1」は、人生の意味などに関してあまり真剣に考えない。この人たちは、生活全般はおおむねマインドレスなのだが、与えられた仕事はマインドフルにこなすことができる。だが「レベル2」になると、人は自分の状況をもっと真剣に考える。たとえば、想う相手とつき合えれば／車を手に入れられれば／結婚しさえすれば／あるいはこの人と離婚しさえすれば／ニューヨークに住むことができれば／あの職が手に入れば／この職場から逃れられれば／定年退職しさえすれば――きっと幸せになるだろうと思い込む。しかしこういう人生は、ほとんどの場合失望の連続である。なぜなら、どの目標を達しても、そこには必ず思い通りにならない側面が生じるからだ。そういう失望を数多く経験した結果、人生には何の意味もないかのように思い始めてしまう。

では、「レベル3」のアプローチは、この泥沼から私たちを引き出してくれるだろうか。「ゼノンのパラドックス」の教訓をちょっと思い出してみよう。すべてが無意味（ゼノンのパラドクスの例では、到達不能）かもしれないということは、同時に、意味があるかもしれないということだ。

「意味」は外部から与えられるものではなく、自身で付与するものだ。「レベル3」では、ものごとはそれ自体に意味が備わっているわけではなく、いつでも変更が可能だと考える。たとえば、仕事は65歳で辞めてもいいし、90歳まで働いてもいいし、命ある限り現役という考え方もある。すべて可能だ。将来は、宇宙飛行士、ピアニスト、野球選手、物理学者、何になるのも自由で、すべてを試すこともできる。

私は今、小説家になってもよかったかなと思っている。小説など書いたことはないのだが。文を書く作業にマインドフルに没頭することは、それだけで、たとえ作品がものにならなくても得るものがあるだろう。

「何ごとにも外部から与えられる意味や目的はない」という実存主義的な気づきは少し衝撃的ではあるが、私たちを抑制から解き放ち、自分がやっていることを自由に楽しめばいいということを教えてくれる。

第6章

心と身体は一体である

問題は、誰も見たことがないものを見つけることではなく、誰もが見ていることに関して、誰も考えたことのないことを考えることだ。

——アルトゥル・ショーペンハウアー

身体を心から切り離して、人はただ老いて病気になるだけだと考えてしまうと、人生に無用の制約を加えることになる。「心と身体の一体性」を理解することは、ルールやリスクの捉え方に疑問を持つことや、能力や幸運が無尽蔵だと気づくことと同じように、私たちに大きなコントロール感覚を与える。そして、これまで不可能に思えた道が開けてくる。

心と身体が一体であることに最初に気づいたのは、新婚旅行でパリに行った時だ。レストランで、私はミックスグリルを注文した。皿の上のいく種類かの肉は、リードヴォー（仔牛の胸腺）以外、どれもおいしそうだった。だが私は、ともかく胸腺も食べてみようと思った。もうすぐ20歳だし、もう既婚者なのだから、大人の女性らしく振舞おうとしたのである。私は新婚の夫にどの肉が胸腺かと尋ね、まずそれ以外のものを食べた。それから、恐怖の瞬間がやってきた。胸腺を何とか食べようとするのだが、次第に吐き気がつのってきた。それから、夫が満面の笑顔を浮かべているのに気づき、「私は気分が悪いのに、何がそんなに面白いの」と聞いた。彼は「君は胸腺をとっくに食べたよ」と言った。私が食べるのに苦戦していたのは鶏肉だった。

その瞬間、私の心の中に1つの理論が生まれた。だが、それがはっきりと形を取り始めるには、それから何年もかかったのである。

心身二元論

人が吐いている様子を見て、気持ちが悪くなったことがある人は、心が身体に影響を与えるという事実を自ら体験したことになる。だが西洋の伝統的な考え方では、いまだに心と身体を別々のものと見る。

アリストテレスは、平静で幸せな心が身体を健康にすると信じていた。だがプラトンやその他の古代ギリシャの哲学者たちは、心と身体は根本的に別個の実体であり、相互作用は限られていると考えていた。デカルトの「心身二元論」という考え方は、西洋医学に受け入れられて規範となった。細菌学者のロベルト・コッホが炭疽病の原因を発見し、結核やコレラを引き起こすバクテリアを突き止めると、「心身二元論」の考え方はさらに強まった。同じ頃、ルイ・パスツールは、狂犬病と炭疽病のワクチンを開発し、病気というのは、それまで信じられていたように悪い空気によって起きるのではなく、細菌によって引き起こされるものであることを世に示した。これらはもちろん非常に重要な発見である。

ただ残念なのは、これらの研究が、病気は一方向の因果によって生じるという思い込みに人々を導いたことだ。この考え方によれば、病気は病原体に感染することによって生じ、その結果、身体システムがうまく働かなくなる。心理的要素は、マイナーな役割くらいは果たすかもしれないが、心の問題と身体の問題は独立していて互いに影響を与えない。病気は、純粋な生理学的プロセスなので、病気の治療はそのレベルで行われる。思考や感情が病気を生じさせることはないという論理だ。

だが古代東洋では、健康に関する考え方は、もっとホリスティック（全体的）である。600年にはすでにインドの文献に、精神状態と病気の間に強い相関関係があることが記されている。憎しみ、激情、悲嘆などはどれも、健康を害すると書かれている。2000年以上の伝統を持つ中国医学もまた、心が身体に与えうる影響を認識していた。そして「気」（生命の力）が重要であると説き、最良の健康状態を実現するために、それを活性化するべきだと強調している。こういう古代アジアの考え方から発展した現代のホリスティック医学は、栄養、運動、生薬、アロマセラピー、その他の補助的な健康法を奨励《しょうれい》する。

まだ従来の医学モデルの立場を取る人もいるが、最近では「生物心理社会モデル」が一般的になってきた。これは、ジョージ・エンゲルによって開発されたモデルで、生物学的（遺伝的、生物化学的）要素、心理的要素（パーソナリティ、感情、認知）、社会的要素（家族、文化）、の相互作用により病気が生じるというもので、すなわち心が身体に影響を与えるという考え方である。(1)だが、「心身二元論（心と身体は、影響し合うとしても別物という考え）」に対する信奉は今も続いている。研究者たちは、瞑想がどうして心理的体験と身体的体験を結びつけるのかを解明するのに、苦心し続けている。私は論文を提出する度に、レヴュアー（評価者）から、健康面に現れる効果をどう説明するのかと聞かれるが、その度にやっぱりと思う。彼らは思考などという実体のないものから、実体である身体に、いったい何がもたらされるのかと聞いているのである。その根底にある思い込みは、心と身体は別物であり、従って効果の原因が単なる心の持ちようのはずがないというものだ。

より完全な「心と身体の一体性」

まえがきに書いた通り、私の初期のいくつかの研究は、のちに「心身医学」と呼ばれる分野の基礎作りに貢献することになった。その1つが、老人ホームにおける研究である。高齢者に鉢植えの世話を任せるなど、さまざまなことを自分で判断してもらうようにしたところ、その人たちの1年半後の生存率は、他の高齢者たちに比べて2倍になった。[2] その研究とほぼ時を同じくして、心理学者のリチャード・シュルツとバーバラ・ハヌサも、老人ホームにおいて研究を行った。高齢者たちに、訪問客に会う日時を自分で決めてもらうようにしたところ、生存年数が伸びたことが確認できたという。[3] また私たちの研究で、老人ホームの高齢者たちに記憶トレーニングをしてもらったが、やはり生存年数が伸びた。[4] さらに、マインドフルな「積極的気づき」療法を、心の中でマントラを唱える「超越瞑想」と比較して調べるという研究も行ったが、前者の療法にだけ寿命を延ばす効果が見出された（現在の私の研究は、ほとんどの場合マインドフルネスに瞑想を含めない）[5]。

心理学的介入によって寿命が延びるというデータを得た私たちは、「心と身体の一体性」という概念のテストを開始した。ちょっと自分の「腕」について考えてみてほしい。腕は、腕全体としても、手首、ひじ、上腕、前腕などとしても自覚できる。しかし、腕のどこかの部分を動かすと、構成するすべての部分が動いて影響を受ける。手首だけを動かしていると思っても、その動きは腕全体に、いや実際には身体全体に及ぶ。手首が腕に影響を与えるというより、手首は腕の一部なのである。**それと同様に、どんな思考も身体のあらゆる部分に影響する。**その影響のすべてを確認するテクノロジーは、今はまだないが、やがていつか現れるかもしれない。

今わかっていることも少しはある。たとえば、喜びの涙と玉ねぎを切っていて出る涙とは、生物化学的に異なるものだ。また、乳歯の成長線に、成長過程の精神面の健康と抑うつの痕跡が見られるというデータもある。子ども時代のストレスや辛い経験は、歯のエナメル質にも影響を及ぼすのである。

イスラエルの科学者アーシャ・ロールズは、人の免疫反応が脳で始まることを明らかにした[6]。マウスに腹部の炎症を起こさせると、脳内の特定のニューロンが活性化したという。彼らはまた後に、それらのニューロンを刺激することによって、腹部に同様の炎症が起きることも確認

した。ロールズ博士は、「どうやら、実際の身体的プロセスを発生させる『思考』が存在するようだ」と述べている。(7)

彼女はさらに研究を進め、ポジティブな期待が、抗菌、抗腫瘍の免疫効果を高めることも明らかにした。脳内の快楽中枢を刺激すると、腫瘍が大きくなる速度が遅くなったという。(8) **つまり免疫反応は脳によって形作られるということだ。脳が、関連するニューロンを抑制し、病気の症状を和らげるのである。**

身体のどのような変化も、ほぼ同時に体内のすべての細胞において起きる。腕を持ち上げても、脳には何かの変化が生じる。犬のことを考えたら、脳は考える前とは違う状態になる。従って、思考が働いている時に身体が休んでいるとか、身体が活発に動いている時に思考が休んでいるのではない。両者は一体で、思考と身体的反応は同時に起きる。「では、足や腕を失ったり、体重が減ったりすると、心も一部失われるのでしょうか」と聞く人がいるかもしれない。だがここで言っているのは「心と身体が一体だ」ということであり、心と身体がまったく同じものだというのではない。その人の心は、確かに失った手足や体重の変化に影響される。しかしそれが一対一で起きるわけではない。また、「私の心は絶えず変化しますが、身体も常に変化するということですか」と聞く人もいるかもしれない。答えは「イエス」である。身体は常に再生して変わっている。

ハーバード大学の心理学部には、「ハーベスト・デイ」と呼ばれる日があり、この日は多くの教員が自分の最近の研究に関して、簡単な講義を行う。私は「心と身体の一体性」に関する研究について話したが、後で優秀な同僚の1人がこう聞いた。「フードの下では、何が起きているのだろう」。フードの下とは神経科学面のことである。脳のレベルでは何が起きているのか、思考から身体の変化に至るまでに、どんなことが連鎖的に起きるのか、という質問だ。これは言うまでもなく、哲学者たちを何世紀にもわたって悩ませてきた問題である。

私が考える「心と身体の一体性」では、神経学的変化は、連鎖的に起きるというよりむしろある程度同時発生する。また、科学者たちは脳の変化に主に関心をもつが、私は変化が全身に同時に起きると考えている。フードの下で、つまり脳神経科学のレベルでどういう変化が起きるかにかかわらず、私たちは**心を変えることによって身体に変化を起こすことができる。しかもその変化はすぐに起き、待つ必要もない。**

「心と身体の一体性」をテストする

まえがきでも述べたが、この革新的な概念をテストするため、私はまず1979年に、「時計の針を巻き戻す実験」を行った[9]。実験の目的を簡単に言うと、高齢男性たちに、過去の自分に戻ったかのように振舞ってもらい、「心」が若返れば、「身体」がその影響を受けることを確かめることだった。参加者たちには、1週間合宿所で過ごしてもらった。宿舎の内部は、できる限り20年前の感じを出すように整えてある。参加者たちは、ビデオで当時のニュースやテレビ番組を見たり、その時代の映画を見たり、ジュークボックスでお気に入りの音楽を聴いたりする。そして、それらについて語る時には、出来事が今起きているかのように、現在形で話すように指示した。また、同じ合宿所で、別グループの同年配の男性たちも１週間を過ごしたが、その人は過去の話題を過去形で話した。

　合宿がスタートする前に計測した、参加者の生理的、心理的、身体的指標のいくつか――たとえば聴力、記憶力、握力などは、どちらのグループも、合宿終了後は改善していた。新奇で刺激の多い環境で過ごしたからだ。しかし、現在形で話していたグループは、過去形で話していたグループに比べ、視力、関節柔軟性、手先の器用さ、ＩＱ、歩きぶり、姿勢など、多くの指標が改善し、関節炎の症状までも緩和した。これは驚くべき発見だった。聴力や視力などは、どの年代でもそうだが特に高齢者の場合、医学的介入なしに改善されることはほとんどないからだ。

　またさらに最近になって、私は研究室のポスドク、フランチェスコ・パグニーニやデボラ・フィリップスと共に、イタリアでこの「時計の針を巻き戻す実験」を再現した。この時も、参加者たちに１９８９年頃の彼らが若かった時代の生活を再体験してもらった[10]。そしてこの時も同様に、参加者たちの身体機能の改善を確認した。

　私たちはその後も「心と身体の一体性」のテストを続ける中で、健康面に効果をもたらす可能性のある別のシグナルにも注目した。たとえば服装と年齢のかかわりを示すシグナルである。衣服の広告は、ある特定のスタイルがどういう人たち向けかを示す。店舗デザインも、どんな服が年齢相応かを決定するようにできている。私の年代向けの婦人服店では、ミニスカートなどは売っていないが、私がミニスカートを売っている店に行って試着しようとしたら、店員に蔑むような眼で見られるだろう。こういったシグナルは、単に不快だとか年齢差別だということを超えて、健康に影響しかねない。

では、年齢シグナルを発しないユニフォームならどうだろう。仕事でユニフォームを着る人たちは、年齢を思い出させられることはない。ジェウ・チョン、ローラ・シュウらの学生たちと行った実験では、社会的地位や収入などを同レベルにして比較したところ、ふだんユニフォームを着ている人たちは、そうでない人たちより寿命が長かった[11]。年齢に関するシグナルや、それによるネガティブな予測のないことだけが、ユニフォームグループの寿命の長さを説明する唯一の理由と言い切ることはできないが、何らかの関係があると考えていいと思う。

だが、自分が若く見えるという認識や、それにともなって健康指標が改善されるという恩恵を受けるのに、必ずしも外部からの実際のシグナルが必要なわけではないようだ。私たちは別の研究で、女性の参加者たちにヘアカットを受けてもらった。そしてヘアカットの前と後に写真を撮った。ただし写真はどちらも、髪を隠して顔だけが見えるように撮る。それから女性たちに、2枚の写真の自分の顔を評価してもらった（写真は、どちらがヘアカット前でどちらが後かがわかるようになっている）。「後の写真の方が若く見えると思いますか」と尋ねたところ、多くの女性たちは、ヘアカットをしたという事実だけで、自分は若返ったと確信していた。さらに、別の実験協力者たちに、それらの写真を1組ずつ評価してもらったが、彼らもまた、ヘアカット後の写真の方が若く見えると答えた。また自分の見た目が若くなったと信じた女性たちは、血圧がヘアカット前よりも下がっていて、健康面の効果も見られた。

アリア・クラム（現在スタンフォード大学心理学教授）がハーバード大で私の学生だった時、私は彼女と、知覚が身体に与える影響について調べる実験を行った[12]。対象としたのは、ホテルの客室係たちである。この仕事は身体的に負担の大きいものだが、彼女たちはそれを「運動」だなどとは考えていなかった。「運動」というものは、仕事の前とか終業後にするものと思っているからだ。私たちが知りたかったのは、彼女たちがその仕事を「運動」と捉えたら、それは身体に対して新たな効果を生むのではないかということだった。

私たちは、協力してくれた客室係たちを、ランダムに2つのグループに分けた。1つのグループには一般的な健康関連の情報を伝えた。そしてもう1つのグループには、客室係の仕事をスポーツジムのマシンを使ったエクササイズと比較して説明し、この仕事はまさしく「運動」であると伝えた（ベッドメイキングはローイングマシンを使った運動に近く、床のモップかけは上半身のワークアウトと似ている）。それから1か月間、どちらのグループも、客室係としての労働時間、働き方、食事量などは、実験前と違いがなかった。違うのは、自分の仕事を運動だと信じていたかどうかである。マインドセットを変える介入を行ったグループでは、健康面にきわめて大きな変化があった。体重が減り、体格指数が低下し、血圧が下がり、ウェスト・ヒップ比も改善した。

私はこの「客室係の研究」について講義する時、学生たちに正しく理解してもらえるように、ジムの中にいる2人の女性のスライドを見せて補足説明をすることにしている。1人はサイクリングマシンを漕ぎ、もう1人はその横に立って、2人でおしゃべりをしている。サイクリングマシンを漕いでいても、この女性に運動をしているという意識がなく、単に友達とのおしゃべりを楽しんでいるのであれば、彼女の身体には運動効果が生じないだろうと、私は学生たちに説明する。逆に、マシンに乗っていない女性が、自分は運動のためにジムに来ているという意識があるなら、何らかの効果が生じる可能性がある。

心と身体が一体だということは、私たちがしたり、経験したり、考えたりすることのすべてが、健康に関係するということだ。野球観戦に行って、ひいきのチームが勝って幸せな気分になった時も、初めてのレストランに行って、注文を取りに来ないウェイターと喧嘩になった時も、あるいはテレビで面白い番組を楽しむ時も、どの経験もその痕跡を身体に残す。そしてそれらは、日々刻々健康に影響を与えている。だから、人生をマインドフルに暮らしていれば、小さなよい変化が積み上がっていくのである。

認識のパワー

アリア・クラムはこの研究をさらに進め、スタンフォード大の同僚、オクタヴィア・ザートと共に、健康状態や人口統計学的要素を統制した21歳以上の成人6万人以上を対象に、調査を行った。(13) 参加者たちに、自分が同年配の人たちと比べてどのくらい運動しているかなどの質問をした結果、行動の「認識」と死亡率の間に明確な関連があることがわかった。自分があまり活動的でないと考えていた人たちは、活動的だと信じていた人たちに比べ、調査期間中に亡くなる率が高かった。しかもそれは、彼らの実際の運動量と関係がなかった。

他にも同様の研究結果を得た学者たちがいる。マーケット大学のアビオラ・ケラーたちは、ストレスそのものよりも、ストレスが有害だという認識の方がより有害であることを明らかにした。(14) 成人参加者のうち、ストレスが有害であると認識していて、自分が大きなストレスを受けていると言った人たちは、それほどストレスはないと答えた人たちに比べ、早く死亡する傾向があった。驚くべきは、ストレスのある生活をしていても、それが有害だと認識していない人は、ストレスをさほど感じていない人たちとあまり寿命が変わらなかったことだ。

大学院に入った最初の年、私たちは心理学部教授たちの研究室をいくつも紹介された。そのうちの1つに、味覚に関する研究をしていたところがあった。教授は、砂糖が多く含まれる食品を酸っぱく感じさせる物質や、酸っぱい食品を甘く感じさせる物質があると話した。甘いと思って食べたものが驚くほど酸っぱいというのは実に奇妙だった。それ以来私は、人工的に甘くしたものを食べるたびに、身体は甘いという認識に反応するのか、食べたもの自体に反応するのかどちらだろう、と考えるようになった。つまり実際に糖分を取らなくても、血糖値は上がるのだろうかということだ。「心と身体の一体性」の理論からすると、認識の方が現実よりも強力なのではないだろうか。

まだ実施されていないが、認識の影響をテストするには、次のような研究がもっとも有効だろうと考えている。ヘビースモーカーのうち、タバコが、がん、肺気腫、COPD（慢性閉そく性肺疾患）などの原因になると信じている人たちと、それをまったく信じていない人たちの、長期にわたる健康状態の違いを比較する。あるいは、肥満が寿命を縮めると信じている人たちと、そう考えていない人たちの健康状態を比較する。もしも、病気になると信じることが病気を発症させるのだとしたら、その理由は、信じること自体が病気を招くのか、あるいは身体に悪い行動を取ることで感じるストレスが寿命を縮めるのか、そのどちらかだろう。

もちろん、何かの習慣の危険性を当人がどう認識しているかを測るのは容易ではない。だが、睡眠時間なら計測できる。睡眠パターンに関する人の認識がどれほど動かされやすいものか定量化することも可能だ。私たちは、ハーバード・メディカルスクールの協力を得て、睡眠に関する研究を行った。介入はいたってシンプルなものだ。単にベッド脇の時計をプログラムしておいて、参加者の実際の睡眠時間にかかわらず、どのくらい寝たかという自覚をコントロールするのである[15]。

時計を早めて、参加者たちが実際には5時間しか寝ていないのに、8時間寝たと思うようにすると、その人たちは、5時間しか寝ていないと知っている人たちよりも、聴覚による精神運動覚醒度テストの反応がよかった。また反対に、実際には8時間寝たのに5時間しか寝ていないと思わされた人たちは、8時間寝たとわかっている人たちよりも、テスト結果が悪かった。自分がどれくらい寝たかという認識の方が、実際の睡眠時間よりも重要なのは明らかだった。

こういう認識が脳に及ぼす影響は、覚醒しているか休息状態かを示す客観的数値にも表れていた。参加者たちに脳波計キャップを着けてもらい、神経活動の変動を示す脳波を測定した。覚醒時の脳はα《アルファ》波と呼ばれる周波数を示す。このα波もまた、参加者たちの実際の睡眠時間より、睡眠時間の認識に関連していた。たとえば、眠りが妨げられて短くなったと思わされた人たちは覚醒度が低くなった。また、さまざまな身体的数値を測ってみても同様の結果が出た。つまり、**睡眠不足だという認識を持つと、脳は実際に睡眠不足であるかのように働くのである。**

心と身体が一体であるなら、疲労度でさえ私たちのコントロール下にあるかもしれない。私は前著『Counterclockwise』の中で、疲労について述べ、疲労度は心が決め、生理学的身体的限界を示すものではないかもしれないと書いた[16]。**つまり、精神的エネルギーと身体的エネルギーは、多くの人が考えているように、異なるプロセスに支配された別々の生理的機能ではない**

ているということになる。

ということだ。もしその考え方が正しければ、人は疲労に関して大きなコントロール力を有している。

この前著の中で私は、当時非公式に行った2つの実験のことを書いた。1つの実験では、クラスの学生たちの友人たちに来てもらい、100回ないし200回のジャンピングジャックをさせ、彼らがどの時点で疲労を感じたかを調べた。どちらのグループも、目標数の3分の2をこなしたところで疲労を訴えた。つまり、100回のグループの人たちは、およそ65回から70回ほどジャンプしたところで疲労を感じたのに対し、200回のグループは、およそ130回から140回ジャンプするまで疲れなかったことになる。

もう1つの実験では、参加者たちに1枚ないし2枚の書類を、エラーを知らせるフィードバック機能のついていないワードプロセシングプログラムを使って、休みなしに打ち込んでもらった。1ページ打ち込んだグループの場合、最もエラーが増えたのは、3分の2を終えた辺りだった。もう1つのグループは倍量の2枚を打ち込んだにもかかわらず、エラーが現れ始めたのは、やはり全体の3分の2の辺りだった。人は何らかの仕事をする時、その仕事の構造を捉えようとする。それによって始点、中間点、終点の感覚を持つのである。

私は以前、ボストンからニューヘヴンまで車で走ったことがある。ちょうど半分くらいの地点の、マサチューセッツ州サウスブリッジまで来た時に、いらだちと疲労感を覚えた。また一方で、その倍の距離があるニューヨーク市まで運転した時には、コネチカット州のハートフォード辺りまで平気だった。これもまた目的地までの約半分ほどの距離で、そこはサウスブリッジよりもはるかに遠い。

最近私は研究室のメンバーと共に、「疲労が心理的に作られる」という考え方をより正式にテストするための実験をいくつか行った。最初の実験では、長距離運転における疲労について調べた。2つ目の実験では、ものを数えるという退屈な作業における疲労度を調べた。3つ目と4つ目の実験では、参加者たちに身体的作業をしてもらって、同じ仮説を検証した。(17)

その結果、私の長距離ドライブでの経験は、特別なものではなかったことがわかった。参加者たちの報告によれば、彼らもまた私同様に、実際にどれくらいの時間運転したかにかかわらず、平均して、移動距離のおよそ半分に来た頃に疲労を感じ始めていた。そして疲労がピークに達したのは、道程の75%ほど来た頃だった。

ものを数える作業の実験では、参加者たちの脳波に長距離移動の実験と同様のパターンが現れるかを調べた。参加者たちにコンピュータの前に座ってもらい、ニューロスカイ社の脳波計測ヘッドセットを装着し、コンピュータ画面に表れる指示に従うように伝えた。それから参加者をランダムに3グループに分け、Aグループには200個、Bグループには400個、Cグループには600個の、1から80の整数が書かれた紙を渡し、3の倍数に鉛筆で印をつけるように画面上で指示した。そしてどのグループの参加者にも、15分で作業を完成させるようにと伝えた。作業時間を変えず、精神的な負担だけを変化させたのである。人は疲労するにつれてミスが増えるので、私たちはミスの数を疲労の主要な指標とした。どのグループでも、ほとんどのミスは時間が半分経過した頃に起きた。つまり第1グループでは100個目の辺りでミスが発生した。しかし、第2グループは200個辺りまで、そして第3グループは300個辺りまでミスが起きなかった。被験者が疲労を感じた時期には、脳のα波の振幅にも変化が現れていた。

次の実験では、参加者たちにハンドグリップを握ってもらった。1つのグループは120秒、次のグループは180秒、最後のグループは240秒で、それぞれ疲れたと感じた時点を報告してもらった。ここでもまた疲労は、実際にどれだけの時間握っていたかよりも、あとどれくらい握っていなければならないかという認識に関わっていた。

このシリーズの次の実験も、身体的疲労を調べるものだ。今回は、ドイツのヴィースバーデンにあるヘッセン州立劇場のバレーダンサーたちの協力を得て行われた。バレーダンサーというのは、痛みや疲労に耐えて任務を果たすことに慣れている人たちだ。週に5日から6日も、午前中は練習、その後は夕方までリハーサルが組まれている。彼女たちの身体は、身体的不快さに耐えるように訓練されていて、マメ、関節や筋肉の痛み、あるいは何らかの負傷を抱えながら、2時間から3時間の公演を全うするだけのスタミナを持っている。

ダンサーたちにやってもらったのは、「デヴェロッペ・ア・ラ・セグンド」という姿勢だ。片方の足を横方向にまっすぐに伸ばし、90度かそれ以上に保つ。アトランタ・バレーの男女ダンサーたちに協力してもらった予備実験で、このポジションの平均的耐久時間はわかっていたので、ドイツ人ダンサーたちの耐久時間も、およその予測はついていた。

私たちは、ダンサーたちが「デヴェロッペ」を行う様子をビデオにとった。そして3人のプロダンサーたち（実験の内容は知らせていない）に、ストップウォッチを持ってその録画を見てもらい、画面の中のダンサーが疲労を覚え始めたと思える時点と、疲労がピークに達したと思える時点の時間を測ってもらった。私たちの仮説は、この実験でも確かめられた。観察者が、ダンサーが疲れ始めたことに気づいた時点は、動作の継続時間とも、ダンサーのジェンダーとも関係していなかった。ダンサーたちは足を上げた状態を保持しなければならないと言われた時間の、およそ3分の1の時点で疲労を感じ始め、およそ4分の3の時点で疲労がピークに達した。

人はマインドレスに何かの作業を行う時には、あとどれくらい時間がかかるかという予測が疲れ方を決定する。それが3分の1の時点、半分の時点、3分の2の時点のいずれかということは問題ではない。**疲労は多くの場合、心が決めるのであり、身体的限界が決めるのではないということだ。**

もう1つ、「心と身体の一体性」と疲労に関する考え方を裏付ける重要な研究がある。アリア・クラムらは、実験参加者を対象に、疲労しやすい遺伝的素因を持っているかどうかを調べる遺伝子検査を行った(18)。まず、基準値を得るために参加者たちにトレッドミルの上を疲れるまで走ってもらった。それから彼らをランダムに2グループに分け、1つのグループには、「疲れやすい遺伝子を持っている」と伝え、他のグループには「疲れやすい遺伝子は見つからなかった」と伝えた。こうして、一部の人たちには遺伝子の有無について正しい情報が伝えられ、一部の人たちには、そういう遺伝子を本当は持っていないのに持っているなど、うその情報が伝えられたことになる。その1週間後、再び全員にトレッドミルの上を走ってもらった。明らかになったのは、遺伝子の有無にかかわらず、本人がどう思いこんでいるかが、パフォーマンスに影響するということだった。疲れやすい遺伝子を持つと信じた人たちは、前回よりも耐久力が減少し、肺活量も減り、代謝交換率（体内の二酸化炭素を排出する効率）も落ちた。

これからやろうとする仕事を、開始地点、中間地点、終了地点と、構成で捉える考え方は、理にかなう。それによって、1つの仕事を成し遂げ、次の仕事に移ることができる。しかし、どうやらこの構成は操作可能であるようだ。いつ疲れるかということも、基本的に自分でコントロールしているのだとわかれば、疲れるタイミングを、自分に有利なように意図的に変更できるかもしれない。

身体性認知（身体で感じ取るものがメンタルに影響する）

心と身体が一体であるなら、「心を変えることによって身体を変える」だけでなく、「身体を変えることによって心を変える」こともできるだろう。病気や運動のような身体の変化が、心理に大きな影響を与えるのは明らかだが、もっと簡単なことでも、心理的影響は生じる。

身体性認知を含む「心と身体の一体性」研究の一例が、イエール大学心理学研究所のジョン・バルグの研究である[19]。バルグがローレンス・ウィリアムズと共に行った実験は、とてもシンプルで優雅なものだ。実験参加者たちに、熱いコーヒーの入ったカップ、ないしはアイスコーヒーの入ったコップを手渡す。参加者たちはその後、ある人物に関する記述を読み、その印象を尋ねる質問に回答する。すると熱いコーヒーを持っていた人たちは、アイスコーヒーを持っていた人たちよりも、その人物の印象を温かく捉える傾向があった。この実験は再現できなかったが（おそらく効果は本物だが、特定の状況においてのみ現れるのだろう）、その後、心理学者のハンス・アイザーマンとギュン・ショーミンが、温かい飲み物を手に持ちながら誰かのことを考えてもらうと、冷たい飲み物を持っている時よりも、その人物を身近に感じるということを明らかにした[20]。

人はまた天候が温暖な時ほど、幸福感や人生に対する満足感が増す傾向がある。心理学者のナオミ・アイゼンバーグは、人は体温が高い時には、低い時よりも他者とのつながりを強く感じるということを発見した[21]。また彼女の研究でさらに興味深いのは、「社会的排斥」の実験だろう。画面上でヴァーチャルなボール投げゲームをする時、自分にボールを投げてもらえないと、人は仲間外れにされたと感じる[22]。アイゼンバーグはｆＭＲＩ（ＭＲＩを使って脳の活動を調べる方法）を使って、仲間外れにされた人の脳の前帯状皮質に、身体的苦痛を受けた時と同様のパターンが生じることを突き止めた。アイゼンバーグが確信しているように、身体的苦痛と心理的苦痛のパターンが、脳の同じ個所に生じるのであれば、**身体的苦痛は心理的手段によって和らげられる**と考えることもできるのではないだろうか。

このテーマに関するもので私がとても気に入っている実験は、ドイツのヴュルツブルク大学の心理学者、フリッツ・シュトラックと、ザビーネ・ステッペル、それにノース・カロライナ大学グリーンズボロ校のレナード・マーティンが行ったものだ[23]。参加者たちは実験の目的を何も知らされないまま、半分の人は鉛筆を唇の間に挟むように言われ、残りの半分の人は歯の間に挟むように言われる。前者の顔の筋肉の形はしかめ面をした時と似ていて、後者は微笑んだ時と似ている。それから人々に鉛筆を挟んだまま動画を見てもらい、面白さを評価させる。知らずにしかめ面をさせられていた人たちは、意図せず微笑んでいた人たちに比べ、あまり面白くなかったと答える傾向が高かった。

私はこの話を学生にする時、半分の時間は歯の間に鉛筆を挟み、残りの時間は唇に鉛筆を挟んで話すということをして楽しむ。だがこの研究は面白いだけではなく、もっと重要な意味を持つ。身体を変えることによって心も変わるということを、明快に示したことだ。

心と感覚

身体と心は別物だと見ると、人の知覚には限界があると考える傾向が強まる。だが実は、視覚なども常に一定しているわけではない。私はそのことを説明する時、よく受講者たちに、空腹の時はお腹が一杯の時より、いいレストランが素早く見つかりませんかと尋ねる。うちの研究室では、このことをもっと科学的に示すために、検眼士や眼科医が用いる視力検査表を使った実験を行った(24)。標準的な視力検査表は、下へ行くにしたがって文字が小さくなる。従ってこの検査を受ける人は、下の方の字は見えないはずだと予期している。この実験で私たちは、検査表を逆にした。つまり下へ行くほど字が大きくなるようにした。被験者たちが逆の予測を持つようにしたのである。すると思った通り、人々は前には読めなかったレベルの字から読むことができた。

私たちはまた別の実験も試してみた。人々は一般の検査表の場合、およそ3分の2の辺りで字が読めなくなると予測している。そこで、表の3分の1ほどのところから始まる──つまりその分小さい字から始まる検査表でテストをした。すると人々は前には読めなかった小さい字まで読むことができた。

おそらく医学の世界では、多数のデータに基づく規範的で確率的な情報に頼るしかないのだろう。しかし、その情報を各個人にどのように伝えるかという点においては、改善の余地があるように思う。たとえば、単に「あなたの視力は0・3です」と言われるのと、「今の時点で、この特定のテストにおいては、0・3という結果が出ました」と言われるのではどのくらい違うか、想像してみてほしい。これまでの研究の結果と、「心と身体の一体性」の理念から、私はこれだけは断言できる。眼科医が言葉の使い方を少し変えただけで、少なくとも一部の人たちは、次回の視力検査で結果が改善するだろう。

知覚の変化の可能性について痛切に感じたのは、こんな個人的経験をした時だ。私は細かい文字を読むために、左目だけコンタクトレンズを着けていた。ある晩、寝る前にそれを外そうと指で探っていて、もう少しで目の表面を引っ掻くところだった。そもそもレンズを着けるのを忘れていたのである。だが考えてみたら、その日一日見え方に何の支障もなかった。私は確かめるために、次の日もレンズを着けずに過ごしてみた。これは4年以上前のことだが、それ以来ずっと、読むためのコンタクトレンズも眼鏡も必要としない。

その後私は、知覚能力は矯正する必要があるのかというテーマで研究を行ってきた。キャリン・ガネット＝ショヴァルと共に行った実験では、103人の大学生を対象に聴覚テストをした。[25] 参加者たちには、感覚と情報処理の個人差に関して知りたいのだと話し、彼らを4つのグループに分けた。全員事前に聴覚検査を行い、それから好きなポッドキャストを聴いてもらった。1つのグループには、ポッドキャストを聴くことで聴覚が改善するので、後の検査結果がよくなると話した。2つ目のグループには、ただポッドキャストを聴くように指示した。3つ目のグループには、ポッドキャストを低音量で聴くと聴覚が向上させられるため、後の検査結果がよくなると伝えた。4つ目のグループには、ポッドキャストを低音量で30分間聴くように指示し、その理由は特に説明しなかった。こうして参加者たちは、聴力改善を期待するかしないか、通常の音量で聴くか低音量で聴くかの組み合わせで4通りに分けられた。

その後の聴力検査の結果は、期待の有無にかかわらず、ポッドキャストを非常に低いボリュームで聴くことが、聴力を向上させることを示していた。視力の場合と同様に、作業を難しくすることが、その後の作業を易しくするのである。

食べることを想像すると満腹になる

大学生の頃に精神物理学のクラスで読んだある論文が、以来ずっと私に影響を与え続けている。それは1910年に、心理学者、メアリー・チブス・ウェスト・パーキーによって書かれたものだ[26]。パーキーは「現実の経験」と「想像の経験」について考察し、それらには基本的に違いがないことを確かめた。私が覚えている限りでは、実験参加者はスクリーンを見つめ、バナナとかトマトなど、さまざまなものを思い浮かべるように指示される。ある時点で、参加者には知らせずに、その品物——たとえばバナナ——が、スクリーン上に映し出される。あとで参加者たちに聞いてみると、彼らはそれを想像の産物だと思ったと言った。私は最近になってこのことを考え、脳は現実と想像の違いを区別するようにできていないのかもしれないと思った。人は何かを信じると、それが常に知覚に影響を与えるからだ。同じものでも、違う状況で見れば違うものとして認識してしまう。もし、現実と想像の経験が同じ効果をもたらし得るなら、そこにはあらゆる可能性が開かれてくる。

10代初めの頃、私はよく友達のロイスと土曜日を一緒に過ごした。彼女は私よりも2つ3つ年上だったので、何をするかはたいてい彼女が決め、私はそれに喜んで従っていた。私たちは、アイスクリームの店によく行った。私は常に体重を気にしていたが、ロイスはその必要がなかったので、私は彼女がバナナ・スプリットやホットファッジ・サンデーなどを食べるのを、横に座って眺めていた。そして、スプーンに山盛りのアイスが皿を離れて口に運ばれるのを見ながら、自分がそれを食べているかのように想像していた。不思議なことに、テーブルを離れる時には、私もお腹がいっぱいになっていた。

それから何年も経ってから、私はキャリー・モアウェッジらの研究について知った。これは、参加者たちにチーズを食べることを想像してもらうという実験である[27]。一部の人たちには、チーズをたくさん食べる場面を想像してもらい、残りの人たちには少なく食べる場面を想像してもらった。その後、本当にチーズを出して食べるように勧めたところ、たくさん食べたことを想像した人たちは食べた量が少なかった。彼らは想像上の消化活動によって、すでにお腹が一杯になっていたのである。

想像上の食事が与える影響の、おそらく最もドラマチックな例は、これは実験ではないが、ハーバード大学で私の元同僚だったレノア・ワイツマンとその共著者で、エルサレム・ヘブライ大学のダリア・オフェルの研究だろう。(28) 彼女たちは、ホロコーストを生き延びたユダヤ人たちの伝記やインタビューから、強制収容所における人々の激しい飢えに伴う強迫観念について調べた。この計画的に仕組まれた飢餓に、男も女も同様に直面し苦しめられたのだが、女たちは、それを耐えやすくするための行動を取る傾向がより強かったという。長時間の過酷な労働が終わった夜、彼女たちは宿舎に集まってよく食べ物の話をした。ことにユダヤ教の祝日の料理や、結婚式や成人式のために準備される豪華な食事のことを話した。彼女たちは、ハッラー（ユダヤ教の安息日に食べるパン）など、誰もが知っているユダヤ料理をどうやったらうまく作れるかなどを、思い出したり話し合ったりし、また最高に贅沢なデザートのことなどを、飽きずに語り合った。1人の女性は「私は料理をアウシュビッツで習ったんです。解放された頃には、デザートのレシピをたくさん知っていました。パラチンタ（ハンガリー風クレープ）の作り方などは、すっかり頭に入っていました」と語ったという。

これらの女性たちは、そういう特別の食べ物の味を思い出すことによって、心を満たしていたようだと、ワイツマンとオフェルは書いている。そうでなくて、食べ物のことを考えることで飢えがさらに耐え難いものになるのであれば、飢えた人たちが食べ物のことを熱心に考えるとは想像しがたい。

これらの女性たちは、以前の生活の楽しい思い出が、ほんのいっときにせよ、収容所の過酷な現実や屈辱感を乗り越えさせる力になったと語っている。過去の幸せな食事を思い出すことで、再び家族のために料理を作ることのできる未来を想像し、未来があると信じることが、彼女たちに力を与えたのだろう。

ワイツマンとオフェルは、収容所における飢餓がもたらした現実の悲惨な結果についても丁寧に記述する一方で、収容所内で実際に料理ブックを書いた女性たちがいたと記している（チェコのテレジン収容所で書かれた『In Memory's Kitchen』など）。そしてそれは、食べ物について語ったりレシピを共有したりすることが、過酷な日々を生き延び、自分たちに未来があるのだと信じる上で、どれほど重要だったかを示すものだと述べている(29)。

おそらくはこれと同様に、他の欲求もヴァーチャルに満たすことが可能である。『Mad Men』が最初にテレビで放映された頃、登場人物たちは全員タバコを吸っていた。スモーカーは、誰かがタバコに火をつけるのを見ると、自分も吸いたくなることが多い。以前テレビをつけたら、ちょうどどこの番組をやっていて、1人がタバコを取り出したところだった。私はその時、人はタバコを目にしただけで欲求が起きるのか、あるいはタバコを吸うことを想像することによって吸いたくなるのか、どちらだろうと考えた。もし後者であるなら、人がタバコをもみ消すシーンを目にした時には、タバコを吸う行動につながらないはずだ。私はまた、タバコを1本全部吸うことを想像すれば、私がアイスクリームを食べることを想像して満足したのと同じように、実際には吸わなくても満足感がもたらされるのだろうかと考えた。実はこの原稿を書いている現在、私はこの仮説を実証しようとしているところだ。

想像上の運動で能力が向上

ヴィノス・ランガナタンらは、メンタルな運動に関する興味深い研究を行った。実験参加者たちを3つのグループに分け、1つのグループには指を動かす運動や肘を曲げる運動を、3か月間頭の中で、やってもらう。2つ目のグループには、それらの運動を実際に、やってもらう。3つ目のグループはその間何もしない[30]。結果は驚くべきものだった。何もしなかったグループと比較して、実際に運動を行ったグループは、指の強さが53パーセント向上していたが、運動を頭の中だけで行ったグループも35パーセント向上したのである。この想像上の運動を、参加者がどのくらいしっかりやったか知るすべはないが、それがわかれば想像と現実の違いを説明できるかもしれない。どちらにせよ、この結果は特筆すべきものだ。

この想像上の運動の効果は、他の研究においても明らかにされている。**たとえば、何かのスポーツをやっている自分を想像するだけで、技術が向上する可能性がある**[31]。ある研究は、頭の中だけで行う腰の体操が、実際に体操したのと同等の効果をもたらしたことを明らかにした。

実際に運動をした場合に腰の筋肉の強さは28・3%向上したが、想像上の体操でも23・7%向上したという。統計学的には、これらはほぼ同等といえる。[32] そして、何もしなかったグループの筋肉の強さに変化はなかった。

私の研究室のフランチェスコ・パグニーニは、女子バレーボールの選手たちを集め、一部の選手たちに、空中を飛んでいる自分を5分間想像してほしいと頼んだ。[33] この間、関係のないビデオを見ていた他の選手たちと比べ、空を飛ぶ想像をした選手たちはジャンプの高さが大きく向上した。

「心と身体の一体性」によって、心の働きが病気の症状を和らげることも可能である。うちの研究室が行ったある実験では、関節炎の患者たちに、10日間連続でピアニストが演奏する2分間のビデオを見てもらった。[34] 患者たちのうち1つのグループには、映像をマインドフルに見ながら、ピアノを弾いている自分を想像してもらった（メンタル・シミュレーション）。そして2つ目のグループは、音楽を聴くことに集中してもらった（マインドフル・リスニング）。また3つ目のグループは、単に音楽を聴きながらくつろいでもらった。さらに、実験の前後に調べた関節炎の自覚症状と、指の強さ、動きの機敏さ、柔軟さなどの生理学的指標を、それぞれ比較した。単にくつろいでいた第3グループには変化がなかったが、マインドフルにピアノを弾くことを想像した第1グループと、マインドフルに音楽を聴いた第2グループは、自覚症状が緩和し、動きの機敏さ、手首と指の柔軟性などの生理学的指標も改善した。

自覚によって身体は変わる

「心と身体の一体性」理論からは、ほかにも興味深い仮説がたくさん生まれている。その1つが、美容整形に関するものだ。フェイスリフト術を受けた人には、どんな変化が生じるだろう。客観的に見てそうでなくても、その人には、自分が若く見えるだろうか。私は、本人が新しい自分を気に入りさえすれば、実際に若く見えるのだと思う。もちろん、「心と身体の一体性」だけがそういう働きをするのではない。周りの人がその人をより若いかのように扱うと、さらにポジティブな効果がもたらされる。

乳がんは、一般的に女性の問題として扱われ、男性に関して語られることはめったにない。ではもし女性が、自分は男性の身体を持っていると想像したらどうなるだろう。それによって乳房の腫瘍が縮小するだろうか。これはあり得ない話のようだが、そうではないかもしれない。トランスジェンダーの男性（生まれ持った性は女性だが、男性の自覚を持つ人）は、一般的な女性に比べ、乳がんの罹患率が低いという調査結果がある。[35] この人たちは、他の多くの女性たちよりも、体内のテストステロンの量がもともと多く、それが乳がんを防ぐ働きをするので、罹患しにくいということも考えられる。

また、この問題に関しては興味深い研究が1つある。人を解雇するという行動に注目した研究である。一般的に、人を解雇するという行為は、女性よりも男性の方が容易に行えると考えられている。それが男性的な行動と考えられているからだろう[36]。実験参加者たちに、人を解雇する場面を演じてもらったところ、男女共にテストステロンの量が増加した。こう考えると、単に男性のようにふるまうことによっても、テストステロンが刺激され、結果的に乳がん予防につながると言える。

「心と身体の一体性」を理解することにより、さまざまな可能性が開けてくるというのは、これらの研究が明らかにしている通りである。

第7章

心によって身体が変わる
——プラセボ効果

それでも試行を続ける。何が可能かなど、誰にもわからないのだから

――マイケル・ファラデー

私の「心と身体の一体性」理論は、プラセボ効果に関する多くの研究を考察したことによって、新たな次元に入った。プラセボというのは、ご承知の通り、砂糖でできた無害な錠剤で、薬品の効果の検証に使われるものだ。一方のグループには本物の薬を飲んでもらい、他方のグループにはプラセボを飲ませて、薬品の効果が砂糖の錠剤に勝るかどうかを検証する。

はるか昔には、それ以外にも不活性のいろいろな物質が治療に使われていた。1794年、ラニエリ・ジェルビは歯痛を訴える患者の歯に、虫の分泌物を摺り込む治療を行っていたが、患者の60%はその後1年間歯痛を覚えなかったという[1]。歴史上には他にも、狐の肺の干したもの、ヒキガエルの眼、水銀、ヒル、電流などが、有効な治療法として用いられていた時期がある。トーマス・ジェファーソンは、優れた医者である自分の主治医が、しばしば患者にプラセボを与えていたと述べ、「病気の多くは心理的なものだと思う」と書いている[2]。20世紀初頭のアメリカでおそらく最も有名な医者のリチャード・カボットも、こう言っている。「私もまた多くの医者と同様、患者の心を通して症状に働きかけるために……プラセボを用いるように指導された[3]」

今の私たちには奇怪としか思えない多くの「治療法」もまた、プラセボとして機能していた。

フランツ・メスメルは18世紀初頭の医者で、生物と無生物の間でエネルギーが転送されると信じていた。(4)彼の跡を継いだメスメリストたちは、磁石、手、磁気処理水などを使って、「崩れた均衡を正す」と称して人々を治療していた。ただ文献を見ていて、これはひどいと思ったケースもある。女性の膣に磁石で圧力をかけてけいれんを起こさせ、それを治療効果の証拠としているのである。1784年には、メスメリズムを「科学的に」調査する研究も行われた。樹木に磁気を帯びさせ、患者たちにその前に立つと病状が改善すると教えるとその通りになった。しかし磁気を帯びていない木の前に連れて行かれた患者たちもまた、症状が改善した。**つまり症状を改善させたものは、磁力ではなく、患者たちの治療を信じる気持ちだったのである。**未来の人間たちが、現在我々が行っている治療についての文献を読んだら、私たちが昔の治療について思うのと同じように、「こんな奇妙なことをやっていたのか！」と思うものも、あるかもしれない。

プラセボに関しては、注意すべき点が2つある。1つはそれらが確実に無害であることだ。磁力のない木の前に立つことと、体中をヒルで覆うことでは大違いである。2つ目は、効果の原因を何に帰するかという問題だ。プラセボは単に**「心が身体を治すきっかけを作る」**ものに過ぎない。あるいは、「心と身体が一体になって治す」と言った方がいいかもしれない。だが、治療効果と関係のないプラセボが、効いたかのように言われることがしばしばある。たとえば「ホメオパシー」は、天然物質を何兆倍にも薄めて配合したものを、治療薬として採用している。これはプラセボとしては、砂糖の錠剤よりいいかもしれない。砂糖は身体的な反応を引き起こす可能性がいくらかあるが、ホメオパシーは、ただの水を飲むことと大差ないからである。だからホメオパシーが功を奏したとしても、その手柄は患者本人に帰するべきで、飲み物の効果ではないということを理解する必要がある。治癒をもたらすのは、人間の身体そのものである。

この警告をしっかり頭に入れておかないと、マインドレスに次のような因果ループに嵌《は》まりかねない。「ホメオパシーの治療が功を奏した？　素晴らしい、それはホメオパシーが効くという証拠だ。ホメオパシーが効かなかったのはおそらくやり方が足りなかったからだ。もっと量を増やさなくては」

水を飲む治療なら、害も比較的少ないだろう。しかし同様の論理がヒルを使った治療法に適用されたなら、多くの人に大量のヒルが用いられることになりかねない。どの場合でも、やってみてうまく行かない時は、効果のない方法をマインドレスに使い続けるのではなく、別の方法をマインドフルに探るべきだ。マシュー・サイドは著書『Black Box Thinking』(5)の中で、この「ヒルを増量する」式の思考を、「クローズド・ループ思考」と呼んでいる。これは悲しいマインドレスなプロセスで、データやエビデンスがいくらあっても、決して新しい結論に到達できない。

プラセボの力

砂糖の錠剤でも生理食塩水の注射でも、あるいは偽手術でも、当人が効果を信じていれば、プラセボ効果がしばしば現れる。最も驚くべき例の1つに、催吐剤である生薬の吐根を、吐き気止めの薬と偽って患者に飲ませたところ、吐き気が収まったというケースさえある。(6) ウィルス感染による喉の痛みがある患者に抗生物質を飲ませると、多くの場合症状が和らぐ。しかし抗生物質は、細菌感染には強力な効き目があるが、ウィルス性の感染に対しては医学的効果が認められていない。精神科医のアーヴィング・カーシュが行った研究は興味深い。人々がカフェイン摂取後に神経が昂るのは、自分がカフェインを摂取したことを知っている時だけだということを実証したのである。(7)

また治療は、辛いものであるほど効果があるような気がするものだ。従って偽手術は注射よりも効果が現れるし、注射は飲み薬よりも効果を発揮する。偽手術に関する記録は実に驚くべきものである。1959年、心臓外科医のレナード・コブは、内胸動脈結紮《けっさつ》手術（胸の痛みを抑えるために血管を縛る処置）を受けることになった患者たちの追跡調査を行った。(8) そして実際にその手術を受けた患者たちが、偽手術を受けた患者たちに比べて、結果が特によくも悪くもないことを知った。どちらのグループの患者たちも、術後すぐに胸の痛みが治まったが、いずれもその効果は3か月ほどだった。

コブは、偽手術に従来の手術と同等の効果があるかを調べる研究をさらに行った（患者たちは全員、プラセボグループに入るかもしれないことに同意し署名した）。1つの研究では、パーキンソン病の患者の脳内に中絶胎児の脳神経細胞を移植する手術について、その効果を検証した[9]。偽手術グループの患者に対しては、麻酔をした上で頭蓋骨にドリルで穴を開け、患者が実際に「手術」が行われたと感じるようにするが、神経細胞移植は行わない。ところがその効果は、実際に手術を行った患者たちと同様だった。また別の研究では、膝の偽手術を行った。切開は行うが実際には何の処置も行わない[10]。そして、関節鏡を使って行った本物の手術の効果は、偽手術の効果を上回ることはなかった。術後2年間、患者たちの膝の痛みと歩行の状況を追跡調査したが、偽手術と本物の手術の間に差はなかった。

偽の手術や医療行為を受けるはめになる人はめったにいないと思うが、こうした侵襲性の少ないプラセボの効果に関する発見は、数知れずある。ある実験では、患者のイボに派手な色の絵の具を塗り、この色が消える頃にはイボも消えますと伝えた[11]。するとその通りにイボが消えたという。またぜんそく患者たちに、「あなたが今吸っているのは、気管支を拡げる薬です」と伝えたところ、実際には有効成分が含まれていなかったのに、症状は大幅に改善された[12]。また、親知らずの抜歯手術後に痛みを訴える患者たちに、偽の「超音波治療」を施したところ、本物の治療を受けた人と同様に痛みが和らいだ[13]。さらに、大腸炎の患者でプラセボ治療を受けた人の52％が、症状が改善した。また大腸内視鏡検査をしてみると、50％の患者は、実際に腸の炎症が収まっていたという[14]。

また行動経済学者のダン・アリエリーらは、高い代金を払うほどその薬が効くということを発見した[15]。これについても少し考えてみよう。2人の人がまったく同じ薬を違う値段で買って飲む、あるいは同じ人が、ある時高い薬を買い、別の時に同じ薬をより安い値段で買って飲む場合、薬の効き目に差が生じるという。この差はどう説明できるだろう。どうやらコストに基づく薬への期待が、実際の症状改善につながるようだ。症状を改善するのが患者本人の心であるなら、その薬はそもそも必要なのかということにもなる。現代の私たちは、何かといえば薬や治療に頼り、それらなしに治る機会を自分に与えていないのではないだろうか。

ある研究では、学生たちに、風邪を引いた時の症状、飲んだ薬、その効果を記録してもらった。風邪薬を正価で買った学生たちは、割引価格で買った学生たちよりも早く回復していた[16]。また同じ研究者たちが行った別の研究では、学生たちにエネルギードリンクを飲んでもらった。ここでも高いドリンクを飲んだ人たちほど疲労を感じにくく、アナグラム課題をやらせたところ成績もよかった[17]。ただし、誤解してもらうと困るのだが、金をたくさん払えば健康が改善するということではない。**これらの発見の要点は、「信じる心が健康にとって不可欠だ」という考え方が裏づけられたことである。**

錠剤の色にも、人々の期待を引き出す効果がある。調査で明らかになったのは、うつに最も効果があるのは黄色い錠剤[18]、不安に効果があるのは緑色の錠剤、胃潰瘍に効果があるのは（乳糖しか含まれていないプラセボでも）白い錠剤で、活力を高めるには赤い錠剤が有効だった[19]。

言葉にもプラセボ効果を発揮するものがあり、それらは飲み込みやすいシンプルな錠剤のような力を持っている。プラセボ薬が身体的反応を起こすように条件づけられているように、一定の言葉もまた、行動や態度の反応をマインドレスに誘い出す。私は初期の研究の中で、「because（なぜなら）」という簡単な言葉が、たとえ何の新たな情報も伴っていなくても、人々を説得する効果があるということを確かめた[20]。研究スタッフが、コピー機の前に長い列を作って待っている学生たちの先頭に行って、ある時は「すみませんが、コピー機を使わせていただけませんか」と依頼し、別の時は「すみませんが、(because) コピーを取る必要があるので、コピー機を使わせていただけませんか」と依頼したのである。「なぜコピーを取る必要があるのか」という理由を口にしていないことに注目してほしい。それでも多くの学生たちは「because」と言われた時には、その言葉を受け入れて順番を譲ってくれた。

ロンドン大学の数学教授、アラン・ソーカルは、これと同様の方法で言葉の力をテストした[21]。彼は学術誌に、「量子重力は社会的・言語的に構築された概念である」などというばかげた論文を投稿した。「量子重力」などという言葉は、それだけで何か重要そうに聞こえるため、たいてい疑問をもたれることなく受け入れられてしまう。このソーカルの論文も学術誌に掲載された。彼の言葉を借りると「無意味な言葉を適当にちりばめて、（a）それらしく聞こえるようにし、(b)編集者のイデオロギー的先入観に合わせるようにした」からだ。

その後、哲学者のピーター・ボゴシアン、数学者のジェームズ・リンゼイ、文筆家で英国文化評論家のヘレン・プラックローズら3人による、のちに「不満研究事件」として有名になった事件が起きる。(22) 彼らは一見してばかげていると思える事柄について、20本の論文を書いて学術雑誌に投稿した。犬がレイプカルチャーに携わっているというものとか、ヒットラーの『我が闘争』をフェミニストの言葉で書き直したものなどもあった。彼らの目的は、学術出版界に学問的厳格さが欠如していることを示すことであり、定評ある学者の論文なら、どんなにバカげた内容でも出してしまうことを世の中に知らしめることだった。驚いたことに20本の論文のうち、拒否されたのは6本だけだった。これらが悪ふざけだったことが明かされた時、4本はすでに出版済み、3本は受理されて出版準備中、7本は審査中だった。

錠剤にしても言葉にしても、人はその効用に強い期待をもつ。ポール・サイモンが歌ったように「人は聞きたいことだけを聞き、それ以外は無視する」のである。

プラセボの威力

製薬会社が新しい薬を市場に出すためには、それがプラセボ以上の効果があることを、ランダムな比較臨床試験によって示す必要がある。だがほとんどの人が知らないのは、プラセボ薬が本物の薬と同等ないしそれを上回る薬効を示した、という試験結果が無数に出ていることだ。そんなことを論じた研究論文は、出版も拒否されるので、世の中には知らされない。だが、私たちがこれらの研究結果から学ぶべきことは、「ある種の薬は実は効果がない」ということではない。プラセボというものが、どれほど効力を持つかということだ。それに、どんな薬も一定の副作用を伴うことが多いが、たいていのプラセボはそれがない。そういう意味でプラセボというのは、最良の薬かもしれない。

薬の実験において、予想した副作用がまったくないと、被験者たちは自分が飲んだのはプラセボだったかと考える。すると、期待が薄らいで薬の効果も実感できなくなる。一方で本物の薬を摂取したグループが副作用を経験すると、これは本物の薬だと思って効果を期待する。副作用が強いほどその確信もまた強くなる。その結果、薬の効果がプラセボを上回ったとしても、ここにはおそらく、当人の「信じる気持ち」が関わっている。

２００９年に行われた研究で、オレンジほどの大きさのがん腫瘍が、脇の下、鼠径部、胸、腹部にできた1人の患者の経過を詳しく述べたものがある。[23] 医者たちは、彼が2週間も持たないだろうと考えていた。それから、ある試験薬を投与したところ、腫瘍が消失した。この薬はのちに効果がないことが実証されたので、そのことを患者に話したところ、腫瘍が再び大きくなってきたという。その後、別の薬——実はプラセボ——を通常の2倍の強力な薬だと説明して投与したところ、腫瘍は再び消えた。彼はその後2か月間、無症状で過ごした。それからこの薬もまた無効なものだったということを読んで知り、その数日後に死亡した。

私はまた、臨床実験の結果が有効となる理由は、患者たちに症状の変化に気を配るように促すからではないかと思っている。人は薬を飲むと、効くことを期待するので、知覚の些細な変化にも注意を払う。あらゆる症状はさまざまに変化するので、改善したと感じる瞬間がしばしばある。それに気づくと、ますます有効性を信じる心が強まる。抗うつ薬に関する調査結果は、この見解を裏付けている。人々がプラセボ効果について知識があるほど、プラセボ効果は増幅される傾向があるという。改善効果を期待して探すので、それが見つかりやすいのである。[24]さらにいうと、プラセボによる効果が強く現れている患者に本物の薬を与えると最大の効果が得られることも実証されている。この点に関しては、次章で詳しく述べることにしよう。

一般の人の多くは、プラセボには効果がないと思い込んでいるが、一方で神経科学は信奉しているので、脳の中の変化が確認できればそれは本物だと考える。だが実は、プラセボ薬を摂取した時にも、本物の薬を飲んだ時と同様の変化が脳に生じることが、研究によって確かめられている。医者で文筆家のジェローム・グループマンはこう書いている。「脳について知れば知るほど、心と身体が別物だという考えを捨てやすくなるだろう」

神経科学者のトア・ウェイジャーは、ダートマス大学の同僚たちと共に、プラセボと知らずに薬品を摂取した人の脳内で何が起きるのかを、ｆＭＲＩを使って調べた。[25]そしてプラセボの鎮痛剤が、脳内の痛みを感じる部分（視床、島皮質、前帯状皮質など）の興奮を鎮めることを確認した。また痛みを予期すると、前頭前皮質が興奮することも突き止めた。遺伝的傾向によって反応の仕方は違うかもしれないが、私は、プラセボ効果は誰もが利用できるものだと思う。身体のどこかで起きる変化は、心を含めすべてのレベルで起きていると考えれば、脳内のさまざまな場所でプラセボ効果の証拠が見つかるのも当然である。

誰を信じるか

先日、テニスのプロコーチに、ラケットのガットを張り替えた方がいいだろうかと相談した。前回張り替えたのはいつかと聞かれたが、まったく思い出せなかったので、それなら張り替えるのがいいだろうということになった。次の試合で張り替えたラケットを使ったところ、私のプレイはこれまでにない出来だった。これはラケットの違いによるものか、それともよくなるはずだという期待が、私の集中力を高めた結果なのか。もし後者であれば、私の心がプレイをコントロールできるということになる。もし前者なら、プレイのできを支配するのはラケットだということだ。

プラセボ効果は、これと似ている。私たちの多くは、知らないうちにプラセボを与えられている。だがたとえプラセボ薬でも、その薬のおかげで症状が軽減したり治ったりしたのだと信じてしまうと、その後も薬に依存することになる。そうなるとむしろ、その薬はプラセボだったよと教えてもらう方が、当人のためになるかもしれない。次に症状が現れた時に、自分の身体に対するコントロール力をもっと発揮しようとするのではないだろうか。

医者たちはプラセボ薬を処方したなどとは絶対言わないが、これは問題ではないかと思う。知っていたかどうかにかかわらず、薬を飲んで回復し、それがプラセボだったとしたら、病気を治したのはいったい誰なのだろう。薬に有効成分がないなら、自分で自分を治したのである。もし医者がそのことを伝え、患者が自分で治したと知れば、その後は健康をよりよくコントロールできるのではないだろうか。それでも医者はおそらく、プラセボだとは言わないだろう。言えば、次に処方する薬も疑われかねない。プラセボであると話せば、患者のコントロール感は強まるだろうが、同時に薬の効果を信じられなくなる。自分自身に対する信頼を高める方がいいか、薬に対する信頼を高める方がいいかということで、こちらを立てればあちらが立たずというわけだ。

だが近年、こういう「オープンラベル・プラセボ」に関する研究は増えてきている。早くも1965年には、研究者たちが患者に薬がプラセボであることを伝えた上で、プラセボ効果を測る調査をしている[26]。彼らは、薬の中身の透明性がその効力を損なうことがなかったと報告した。つまりプラセボであることを承知で摂取した場合も、患者たちの症状が軽くなったのである。より最近の研究でも、オープンラベルのプラセボ薬を、がんの治療が終わった患者たちに摂取させる実験が行われた[27]。がんが消失しても疲労感が続くことがよくある。研究者たちはそういう患者たちに、３週間にわたりプラセボと通常の薬を与えて効果を比較した。[28] その結果、プラセボ薬は、ラベルにそう書かれていても効果を発揮した。患者が前向きの期待を持つように誘導されていれば、オープンラベルプラセボも、効果を表すのだと私は考えている。

自然緩解の解明

まえがきでも述べたが、母の闘病に寄り添う間に、私はさまざまな疑問を持った。それらは今も答えが得られていない。母が脇の下のしこりに気づいて以来、母の生活は医療の支配下に置かれてしまった。医者たちは乳房の組織検査をして、原発部位が乳房であることを確認すると言った。私は、もしそうだったらどうするのかと尋ねた。彼らは乳房全摘術を行うと言う。乳房が原発でなかった場合はどうするのかと尋ねると、それでも乳房全摘術をするという。私は、どちらにしろ全摘するならなぜ組織検査をするのかと聞いた。私はまだ若く、状況を変えられないとわかっていても、質問をすることしかできなかった。

母は手術を受け、退院後しばらくは家にいた。しかしその後のＣＴスキャンで、新たながんが見つかった。私は、人がコントロール感覚を持つことの重要性を信じていたにもかかわらず、この時点から母の生活をコントロールし始めた。同情する人や悲観的なことをいう人を母に会わせないようにした。また、驚くべき回復を遂げたがん患者のことを母に話し、そういう患者が検診のために来院した時には、母の病室に来てもらったりした。その女性は医者から余命6か月と告げられ、それを信じてありったけのお金を使ってしまったと言った。そして18か月が経った今、彼女は元気だが日々を楽しむための蓄えがないという。

母は化学療法を受け、吐き気に苦しみ、髪の毛も抜け落ちた。だがそれもすべて無駄な苦しみだったようだ。次にCT検査を受けた時、がんは膵臓にまで広がっており、医者は残された時間は2、3か月だろうと言った。

それから突然、母のがんは消失した。CTスキャンを行っても、影も形も見えない。つまり「自然緩解」である。

母のケースは単なる一例で、比較する対象もないので、母にどんなことが起きたのかを正確に説明することはできない。だが私はこれ以来、自然緩解というものに興味を持っている。

自然緩解は確かに起こる。そして医学はそれを明確に説明できない。自然緩解が起きた時には、患者の身体にはがんがないのだから、がん患者というラベルも外されると普通は思うだろう。だが残念なことにそうではない。現在の医者たちが、母の時のように、緩解に入った患者に面と向かって「がんはまた戻って来ますよ」などと言わないことを期待するが、医者はどうしても心の中でそう思ってしまう。経験上、緩解後に再発する患者たちを診てきているからだ。完治する患者はめったにいないので、多くの自然緩解が最終的には再発につながると考えるのが、彼らにとっては理にかなっているのである。だがそれがどのくらいの割合で起きるのか、誰にもわからない。

患者にしてみれば、自分がよくなったと知る瞬間は貴重でデリケートなものである。この素晴らしいニュースをもっとマインドフルに持続的ニュアンスで伝えられるように、医者たちを教育するべきではないだろうか。これを「奇跡」とか「説明のつかない現象」などと呼んで、その後の検査を計画すれば、本来なら喜びに満ちたものであるはずの状況に、マインドレスに悲観的な影を投げかけてしまう。それより患者に、こういう状況で発揮される「心の持つ力」や、「心と身体が一体であること」などを教えるべきだ。そして、がんという病気は、今もなお多くの研究が行われていて、わからないこともたくさんあること、自然緩解や完全緩解が実際に起きることを伝え、「完全にがんから解放されて健康になり、検診も普通の人以上に要らなくなることもあります」と話したらどうだろう。退院する患者に「これからずっと毎月血液検査をします」と言うより、「毎年クリスマスカードをください」とか「あなたは良くなりましたが、たまには顔が見たいので、2か月後にちょっと立ち寄ってもらえませんか」という方が、退院時の指示としてずっといいのではないだろうか。

医学界の人にとっては、医療介入を行わないで病気が治るというのはまったく不可解なことなのだろう。しかし自然緩解の例は、「心と身体の一体性」についての新たな証拠を示している。心が自分は健康だと本当に信じると、それに伴う変化が体内に生じる。しかし、いったん恐ろしい病気の診断を受けると、疑念を捨て去るのは非常に難しい。

「科学界は、自然緩解の症例があってもそれを無視してしまうことが多い。統計的な平均値にばかり注目しているからだ」と、ジョージタウン・メディカル・スクールの医学部教授、ジェームズ・ゴードンは言う。「それは正しい科学ではなく、単に好都合な科学だ。自然緩解のケースはめったになくても、これらの奇跡は、支配的なパラダイムの例外である。従って必然的に新たな研究分野となる[29]」

自然緩解は、病気の通常の経過からかなり外れているように見えるが、実際にどれくらい珍しいものなのかも、はっきりわかっていない。病気になっても医者に行かない人たちは多いので、そのうちのどれくらいが、自分でも病気と知らずに治ってしまうのか、知るすべがない。また、宣告された余命をはるかに超えて生きる人たちがいることは、誰でも知っている。そういう人たちの多くは、医者に電話をして「まだ生きています」と報告したりしないだろうから、その人数は正式な医学統計に含まれない。

カールトン大学のゲイリー・チャリスと、カルガリー大学のヘンデリクス・スタムは、自然緩解のケースを調べ、それらに関するデータは非常に少ないものの、病気から回復した人たちの行動パターンや逸話的情報から、患者の「信じる気持ち」がそこに関わっていると結論づけた[30]。また、カリフォルニア大学バークレー校の研究者、ケリー・アン・ターナーは、11か国にまたがって自然緩解した人々を面接した結果、その人たちには、ポジティブで、ものごとを信じる傾向があり、精神性を重んじ、ビタミン剤を飲んでいる、など共通の行動パターンがあることを発見した[31]。もちろんこれらの特性が、病気を乗り越えたことに対する反応なのか、あるいは病気を乗り越えさせた要因なのかを知ることはできない。だが、さらに別の研究者たちも、がんを克服した人たちの多くが、身体を癒すことのできる人知を超えた力を信じていることを発見し、考え方が大きな意味を持ち、それが身体にも影響すると述べている。

がんという診断を受けると、自分が健康だと信じることは難しくなってしまう。しかし私は1978年に母のがんが消失した時以来、心が健康であるなら、身体もまたその好影響を受けると信じている。従ってこの自然緩解という不思議な現象の解明にも、心理学が貢献できるのではないかと思う。

「心と身体の一体性」について、この後多くの研究が行われて結果が蓄積されれば、やがて「マインドフルな身体」をどう作ればいいかを、それらの研究結果が教えてくれるかもしれない。だが今の時点でも、そういう信念を持つことは、それによって医療を拒否したり、病気を当人のせいにしたりするのでない限り、マイナス面はほとんどない。今現在でわかっていることを活用して、より健康になることが可能である。

心が身体に表れる

私は大学生の頃にストレス心理学に関する本を読み始め、ストレスというのは、心臓病やがん以上に人の寿命を縮めるものだと考えるようになった。その後、健康に関する研究を行うようになって、ストレスの有害さをさらに確信した。

ストレスが病気に与える影響を研究するために、私はまず著名な腫瘍学者数人に連絡を取った。「患者がどのくらいストレスを受けているかを計測すれば、病気の経過を予測できるだろうか」という私の質問に、何人かの学者は興味を示してくれた。たとえば、たった今がんと診断された患者のストレスレベルを測ることができたら、そのストレス反応は、病状の今後の展開や最終的な死亡の可能性などを、最初の診断よりも正確に予測できるだろうかということだ。

このような研究データを集めることの困難さは、容易に想像できた。どの医師もみな、私の考え方は正しいかもしれないとした後で、起こりうる問題をいくつも挙げた。患者たちは怖い病気の診断を受けた時点で、こういう研究に協力しようという気にはならないだろう。また現在ストレスレベル以外の状況がすべて同じ患者を見つけて、後の時点で比較するというのも非常に難しい。病気の経過につれて、ストレスレベルも変化するからだ。たとえ研究計画ができたとしても、どこが資金を提供してくれるだろう。医学研究に出資する組織は、これは心理学の範疇《はんちゅう》で自分たちの関与する領域ではないと言うだろう。心理学研究の資金提供者もまた、これは領域外と考えるに違いない。

だが、特定の病気について研究している人たちは、ストレスがその病気に及ぼす影響について、毎年私たちと同様の結論に達していた。そしてその間にも、ストレスの影響は次第に明らかになってきており、かつて急進的とされた多くの考え方と同様に、いずれは研究するまでもない当然のこととされる日が来るのだと思う。

「心と身体の一体性」は、ストレスの健康への悪影響を説明するだけではない。私は学生たちと、「心と身体の一体性」に関する仮説を確かめるために、糖尿病、免疫機能、その他さまざまな慢性病を対象にしたいくつかの研究を行うことができた[32]。1つの研究では、糖尿病が認知機能に及ぼす影響を調べるという名目で、Ⅱ型糖尿病を持つ人々を集めた。まず参加者たちの血糖値を測り、その後簡単なビデオゲームをしてもらった。デスクの上には時計が置いてあり、彼らが絶えず時計を見るようにするために、15分おきに新しいゲームに切り替えるようにという指示を与えた。

Ⅱ型糖尿病を持つ人たちは、自分たちの血糖値が生理的に数時間ごとに変動することを知っている。ただしそれが、自分が信じている時間に応じて変動すると思っている人はほとんどいない。しかし私はそう考えていた。ビデオゲームをしている参加者たちは、ランダムに3つのグループに分けられている。1つのグループのデスク上の時計は、正確に時を刻む。2つ目のグループの時計は、実際の倍の速さで進む。そして3つ目のグループの時計は、2分の1の速度でゆっくり進む。私たちが確かめようとしたのは、血糖値の変動が、実際の時間に従うのか、認知された時間に従うのかということだ。実験終了後、再び参加者たちの血糖値を測ったところ、認知された時間の方が実際の時間よりも重要だということがわかった。ストレスや楽しさなど別の要因が変動に影響したのではないことは、別の指標によって明らかになっている。

次の実験では、心理的要素が糖代謝にどのように影響するかを調べた。糖代謝もまた、本人独自の主観的認知と関係しないと信じられている身体的プロセスだ。この実験のアイデアは、2002年に初めて「クリスピー・クリーム・ドーナツ」を食べた時に、ふと頭に浮かんだ。ドーナツを実際には食べなくても、見たり、匂いをかいだり、食べる自分を想像したりすると、血糖値は上昇するだろうかと思ったのだ。そして、やっとそれを確かめるチャンスが訪れた。

具体的に言うと、認識された糖分摂取量の違いが、Ⅱ型糖尿病の人たちの血糖値に影響を及ぼすかどうかということだ。私たちの仮説は、実際に摂取した糖分は同じでも、認識された糖分量の違いによって、身体への影響が変化するというものだった。実験では、Ⅱ型糖尿病を持つ人たちに、ある飲み物を3日の間隔を空けて2回飲んでもらった。そしてその際に、飲料に貼られている栄養ラベルを必ず見るように指示した。実際には飲料の中身はどちらも同じなのだが、違うラベルが貼られている。飲料を飲む前後に血糖値を測って変化を比較したところ、その結果は、実際の糖分量ではなく、認識された糖分量を反映していた。ラベルに「高糖分」と書かれていた飲料を飲んだ人々の血糖値は急上昇したのである。

ブロッコリーは、インシュリンの感受性を高めるとされ、Ⅱ型糖尿病を持つ人たちの血糖値を下げる働きが確認されている。パブロフの犬の実験を思い出してほしい。繰り返し条件づけられた場合、犬は肉を見たり匂いをかいだりしただけで、唾液が出るようになる。同様に、ブロッコリーを食べるたびに、その匂いを嗅ぐようにしていれば、人も匂いに条件づけられるのではないだろうか。そうすれば、匂いを嗅いだだけで血糖値が下がりⅡ型糖尿病の改善に役立つだろう。最終的には、ブロッコリーを食べることを想像するだけで、同じ効果が得られるようになるかもしれない。「心と体の一体性」を理解すると、さまざまな可能性が頭に浮かぶようになる。

ご存じのように、味覚はその大半（85％）が嗅覚である。鼻が詰まっていると食べ物はおいしさを損なう。匂いが食欲を増したり、低下させたり、変化させたりするという臨床実験の結果も、驚くことではない。だとすると、匂いが満腹感をもたらして、体重を減らしてくれることもありうる。クロワッサンやチョコレートの匂いは食欲をそそるが、一方でクロワッサンやチョコレートを食べる前に、まずステーキの匂いを嗅いだら、食べる量が減るかもしれない。体重管理に匂いを利用するという興味深い方法もあり得る。そして、匂いのパワーをマインドフルに利用することによって変えられるのは、体重だけではない。

プルーストは、おばさん手製のリンデンティーに浸したマドレーヌのかけらを口にした瞬間、自分でもわからない強い感情が生じ、頭の中に思い出があふれ出した。記憶にある香りや味覚は、過去を生き生きと蘇らせ、先の章で述べた「時計の針を巻き戻す効果」を生じさせる可能性がある。

その後アリア・クラムらの行った研究は、「心と身体の一体性」をさらに裏づけた。(33) これは、参加者たちにミルクシェークを飲んでもらうという実験で、参加者たちには楽しいものだっただろう。ただ、参加者のうち1つのグループは、ミルクシェークはカロリーが高い（620カロリー）と思うように誘導し、別のグループにはカロリーが低い（140カロリー）と伝えた。実際は、どちらのグループも同じものを飲んだのである。その後、飢餓ホルモンとも呼ばれる「グレリン」の量を測定した。このホルモンは胃内部で作られ、食事前の空腹時に最高に達する。カロリーたっぷりのミルクシェークを飲んだと思った参加者たちは、このグレリンの量が急降下し、満腹時のレベルに匹敵するほどになった。

また、私たちのごく最近の研究の1つで、大学院生のピーター・オウングルがリーダーとなって行ったものがある。彼らは傷が治る期間について、認識された時間と実際の時間の違いを比べた(34)。当然のことながら、仮説を実証するために人の身体にわざと傷をつけるなどという行為を、大学の審査委員会が認めるはずがない。そこで私たちは、中国の民間療法である「吸い玉療法（カッピング・セラピー）」の効果を調べるという名目で、実験参加者を募った。この療法は身体の各部分に吸着カップを取り付けるもので、その部分の血行を良くし、細胞の修復、痛みの緩和、「気」（生命力）の活性化などに役立つとされている。この吸い玉は吸着した箇所に丸いあざを残す。研究の目的は、単に軽微な傷を作り出し、当人の心理的な予測によって、回復時間がどれくらい違うかを調べることだった。参加者たちは数分おきにその傷を観察するように指示された。それぞれの参加者は、次のような3つのセッションを経る。1つ目のセッションでは、彼らが見る時計は、実際の2倍の速さで進む仕掛けがしてある。2つ目のセッションでは、時計が2倍遅く進む。また3つ目のセッションでは、時計は正確に時を刻む。参加者たちがこの3つのセッションをどういう順番で経験するかは、体系的に変化をつけてある。傷の回復は、実際の時間と認識された時間のどちらに従って経過するだろうか。結論は「認識された時間に従う」というものだった。つまり、時計が早く進むと傷は早く治り、遅く進む場合は治りが遅かった。

また、現在進行中の一連の研究があるが、これは免疫の働きと、風邪の兆候をもたらす「ノセボ（反偽薬）効果」を調べるものだ[35]。ノセボというのはプラセボの反対で、偽薬によって悪い結果が生じると予期することである。この調査で私たちが知りたかったのは、風邪ウィルスに感染しなくても、そう予期することによって症状が引き起こされるだろうかということだ。この仮説を確かめるために、私たちは2つの実験を行った。

1つの実験では、ノセボのマインドセットを生じさせるために、2種類の介入が計画された。参加者たちに、風邪を引いているかのように振舞ってほしいと依頼することと、その後、医者（実はスタッフ）が診察をして、実際に風邪の兆候があると告げることである。この自分で作り出すマインドセットと、与えられるマインドセットにより、風邪の症状が増え始め、実験の終わりごろには本当に風邪を引いてしまった人が高い割合で現れた。免疫グロブリンA（ウィルスや細菌と闘って粘膜を守る抗体）の値も実験開始前より上昇した。この抗体は風邪のウィルスが存在するとその値が上昇するので、風邪を誘発する試みが成功したかどうかの指標になる。

また次の実験では、参加者たちの免疫グロブリンAの値を測った後、質問票を渡して、全身、鼻、のど、胸の、4つの領域における一般的風邪症状について尋ねた。その後、半数の参加者には、自分が風邪を引いているつもりになって、症状を想像するように指示した。室内には、ティッシュ、チキンスープ、ワセリンなど風邪を思い起こさせるようなものを置き、人々が咳をしたりくしゃみをしたりしているビデオも見せた。

一方、残りの半数の参加者たちは、同じ質問に答えた後、編み物に関するニュートラルな内容のビデオを見た。6日後、両グループ全員に電話で確認したところ、風邪を引いている気分にされたグループの38％が実際に風邪を発症していた。他のグループで風邪を引いた人はわずか5％だった。

医者（と信じさせられた人物）から、風邪を引いていると言われることは、相対的に受け身の状況である。それと、自分で積極的に風邪を引いていると想像した場合はどう違うだろう。一方は、風邪だと告げる医者の信頼性に屈することであり、他方はより積極的なメンタルプロセスである。どちらがより説得力があるかというと、それは後者だった。風邪を引いている自分を積極的に想像した場合は、はるかに多くの症状が現れた。言いかえると、積極的な想像は、外部からの情報を受け身の姿勢で取り入れるよりも、より即効的に力を発揮するのである。ただし時間が経つと、その効果は違ってきた。受け身で情報を与えられた参加者たちは、1週間ほどしてから風邪の発症を報告する傾向があった。おそらく、想像の力は速やかに働く一方で消えるのも早いのだろう。だが、「医者」から風邪だと診断されると、その情報が頭の中で2、3日間鳴り続け、じりじりと信頼性が増すのだと思われる。

もっともはっきり効果が現れたのは、その両方を組み合わせた時だった。参加者たちは最初、自分が風邪を引いていると自主的に想像するように指示され、それから医者が、「風邪を引きかけています」と診断した。この人たちは、その後実際に風邪を引いたと報告した割合が最も高かった。言いかえれば、自分が風邪を引いていると最も強く確信した人たちである。免疫グロブリンAの値も上昇していて、彼らの身体が実際に風邪ウィルスと闘っていることを示していた。

これらすべてが、実際に風邪のウィルスを取り込まなくても、風邪をひくことが可能であることを示している。

もちろん、風邪が何もないところから生じるわけではないので、いずれの研究においても、体内に潜伏していた休眠ウィルスが目を覚ましたのだろう。もし、心が休眠ウィルスを活性化するほどの力を持つのであれば、心はすでに活動しているウィルスを抑えたり弱めたりすることもできるのではないだろうか。

こういう実験結果を読んだ医学者たちは、非常に驚くか、あるいは結果に疑念を持つだろうと、みなさんは思うかもしれない。ところが、論文を査読した医師たちからの反応はその逆だった。１人のレビュアーは、私たちがすでに糖尿病と心の関係に関する論文を出していたので、特に新しいものがないと一蹴した。まるで、今では誰もが「心と身体の一体性」を確信しているので、これ以上の研究は無用だとでも言わんばかりだった。ウィルスに接しなくても感染症の症状を呈することは当然あると言っていることになる。もしそうなら、逆もまた真となって、風邪薬業界は成り立たなくなる。

ショーペンハウアーはかつてこう言ったとされている。「すべての研究は３つのフェーズを通過する。最初はばかにされ、次に激しく否定され、最後には自明の理として受け入れられる」このように、人々のマインドセットを変えるのは難しいのだが、一度変わってしまうと、人々は前から知っていたようにふるまう。

残念ながら、「心と身体の二元性」という信念は、今もなお根強いものがある。ヒステリーなどの心因性疾患は別にして、風邪からがんまでほとんどの病気に対する一般的な思い込みは、病気というのは細菌やウィルスなどが取りついて初めて発生するというものだ。しかし多くの心理学者による研究結果は、そういう思い込みに疑問を投げかけている。**一般の風邪でさえも、思考によって生じる可能性がある。**

私たちのマインドフルネス研究は、健康や幸福にさまざまな制限が設けられていることを、問題だと考えている。「病気ラベル」を与えられるままに受け入れることなく、悲観的にならずにポジティブな期待を保ち、プラセボの力を理解すれば、健康と幸せの可能性はもっと広がる。このことは、私を含む多くの研究者たちによって、もう十分に実証されてきた。人々が最良の健康を手にすることを妨げてきた「マインドレスな縛り」は、もう終わりにする時だ。

第8章

変動性に注目する——症状が変わっているのにマインドセットが変わらない時——

人が苦しんでいる病気が何かを知ることはできない。生きている人間はみなそれぞれ特異であり、その人独特の、個人的な、新奇な、複雑な、医学にもわからない病気を持っているからだ。

――レフ・トルストイ

人生は、あるいは現実というものは、不確定であり常に変化している。私たちはそのことをある程度は理解している。いい状態が悪くなった時に、そう気づくからだ（悪い状態がよくなった時にはあまり気づかない）。だが、病気の診断に関してはこの不確実性を受け入れない傾向がある。医療行為を受けない限り、あるいは医者が治ったと言わない限り、診断は不変で、症状も気分も変わらないと思っている。ことに症状に「慢性」というラベルが貼られると、患者はマインドレスに、その症状がこれからもずっと続くか悪化すると思い込む。

健康状態や症状は、細かく注意を払って見ると、たとえ僅かでも良くなったり悪くなったりすることがわかる。健康コントロールのカギは、そういう僅かな変化に気づくことにある。変化に気づいて、それがどうして起きたのかと考え、仮説を立てて改良を試みれば、どんな病気にも大きな効力を発揮する。だが、症状は不変か悪化のどちらかだと思い込んでいれば、自分には身体をコントロールする力があるということに気づくチャンスを逸してしまう。

こんな単純な問いを考えてみてほしい。ある人が何かの病気と診断されたが、1日のうちのある時点で症状がないとすると、その瞬間その人は病気だろうか。医者が診る時も、単に特定の一時点である。その時点で集められる医学情報——コレステロール値、視力、血圧、痛みの程度、脈拍など——はみな、その診察当日の健康状態のスナップショットであって、それがカルテに保存される。だが実は、これらの指標は静的なものではなく、1日、1週間、何か月かの間には、上がったり下がったりする。しかしこういう変動性は考慮されないのが普通で、検査の数字は固定された基本的データとして、マインドレスに扱われる。ひとたび診断が下されると、それも固定したものとして扱われるが、実際には身体状態は常に変化している。痛みも強くなったり、治まったりする。さっきの単純な質問に戻ろう。症状がまったくないのであれば、その人は健康だとは言えないだろうか。

講演などでこの考え方について話をする時、私はよく受講者たちに、自分のコレステロール値を知っているかと尋ねる。自分の数値に自信を持っている人が、さっと手を挙げて答える。私は、その数値はいつ測ったものかと聞く。たいていの場合は、少なくとも半年以上前のものだ。だが、たとえそれが昨日の数値であっても、私は「それ以来、何か食べたり運動したりしませんでしたか？」と言う。この辺りで相手はこちらの言わんとすることを理解する。

また、身体の不具合をいつも予期している人は、どんな症状が出ても病気のせいだと思い込み、それ以外の原因を考えない。たとえば関節炎のある人は、朝起きた時に肩が痛んだら、当然関節炎のせいだと思う。だが本当にそうだろうか。その肩の痛みは、昨夜ぐっすり眠れなかったせいかも知れないし、不自然な格好で何時間もテレビを見たのが原因かもしれない。痛みの原因がベッドやソファにあるなら、肩の痛みを避けるために自分でできることがある。だが、すべてを病気の症状と考えてしまえば、解決策に目が行かない。

つまり、症状がある時だけでなく、ない時にも自分の身体に注意を払い、症状を別の角度から見てみる必要がある。症状の「変動性」にもっと注目すべきだ。そしてその各時点で、なぜよくなったのか、なぜ悪くなったのかを自分に問いかけてみるのである。

変動性、不確実性、マインドフルネスに注目する

医療の専門家たちは、健康や病気の複雑な状況を手早く言い表すために、一定の医学用語を使わざるを得ない（例えばがんの状態をステージ3とか4などと呼ぶ）が、近年は患者たちを個人として見る医者が増えてきたように思う。そして一律に既成の治療法を当てはめることを避けようとするようだ。だが人はみな、他の人とさまざまな点で違うばかりではなく、その人自身も常に変化している。決して確定した存在ではない。身体を構成する原子はどの瞬間にも、一瞬前のそれとは異なる。実際、私たちの身体の原子は、7年から10年でほぼ100％完全に入れ替わってしまうとされている。

このことが医療において何を意味するかを考えてみよう。医薬品は、患者と同じ遺伝子を持つクローンでテストされるわけではない。被験者の中には背が高い人も低い人も、太った人も

痩せた人もいる。代謝が速い人も遅い人もいる。体格くらいは考慮して薬の量が調整されるかもしれないが、多くの人は、処方された薬がまるで自分専用に作られたものであるかのように、マインドレスに飲んでいるのではないだろうか。どんな薬を飲むにしても、自分の身体に注意を集中して、かすかな薬効にも気づくようにしなければならない。そうすることで初めて、医療効果を高めるために、薬の量の増減や時には中止などについて、医療チームと話し合えるのである。

だが医者たちは、患者によって症状が違うことは理解しても、1人の患者の特定の症状が変動することに関しては、あまり注意を払わないようだ。もちろん医者たちも「症状は常に一定か」と改まって聞かれれば、「いや、そんなことはない」と答えるだろう。だが、それらが実際にどう変化するかに関しては、特に注目しない。もちろん患者の、目の検査、血圧、脈、体温などの測定、血液検査などを毎日、まして毎時間行うことなどできる話ではない。だが、人間の身体のすべては、絶え間なく変遷している。

従って**病気もまた、静的なものではない。それを恒常的なものと考えるのは幻想に過ぎず、健康にとってマイナスだ。**しばらくの間、自分の身体を細かい点まで観察してみれば、変化が読み取れるだろう。何らかの知覚を感じるたびに、私たちはそれを「症状」だと思う。だが、それがどのくらい頻繁になったら、「病気」というラベルを貼るべきなのか。誰がそれを決めるのか。人は「病気ラベル」を受け入れた途端、何か違うと思ってもそれは無視して、その診断だけが正確で永続的なものと信じ込む。しかし、**身体の変動性に注目していれば、そういう思い込みを避けることができる。**

この点を理解してもらうために、私はよく受講者に1つの質問をする。眼鏡をかけている人を探し、いつからかけ始めたか、眼鏡を外して見え方を確かめたことがあるかと尋ねるのである。すると、自分の眼鏡は読むために処方されたので、何かを読む時には、字が大きくても、よく知っている内容でも、必ず眼鏡をかけると答えた人が圧倒的に多かった。二焦点や三焦点など、遠近両用の眼鏡を使っている人は、その時々の必要性にかかわらず、常にかけていると答えた。私は、見え方には変動があると気づくことが大事だと話す。眼鏡という補助具を使わなくて済むなら、その方がいいのではないか。そうすると、例えば、午前中はよく見えるのに午後遅くには見えにくくなることなどに気づくだろう。だとしたら眼鏡をかける代わりに、栄養スナックを食べたり昼寝したりする方法もあるかもしれない。

もちろん、視力が大幅に落ちている場合には、常に眼鏡をかけるのが理にかなっている。だがそうでない場合は、視力すら改善する可能性があるとわかると、これまで変えられないと思っていたその他の面でも、変化が可能だと気づくかもしれない。聴力にも同じことが言える。補聴器は簡単につけたり外したりできるから、自分で試してみてはどうだろう。

たとえば緩下剤のことを考えてみよう。この薬はたまに必要な時に飲むくらいなら、何の問題もない。しかし毎日飲むという人は、援助が来るまで腸を動かすのを待つようにと身体に教えているようなものだ。そして緩下剤にすっかり依存することになる。これも眼鏡や補聴器に頼り過ぎるのと似ている。

私の友人に、市販の緩下剤を毎日飲むという人がいる。彼女は、そういう必要を生み出している自分の食生活を考え直すべきだと私は思う。果物と野菜を食べるのと、チーズとポップコーンを食べるのとでは、明らかな違いがある。食べる量の多少によっても、取る水分量の多少によっても、腸の状態は変わる。またほかに、便秘を起こしやすくする薬を飲んでいるなら、それを変えられないだろうか。漫然と毎日薬を飲むのでなく、まずどういう時にそれが必要となるのかを見極めなければならない。医者は相談には乗ってくれるだろうが、一人一人の患者のために、そこまではやってくれない。自分の身体に関しては自分自身が責任者である。

私の別の友人は、原因不明の甲状腺炎で基本的に治療法はないと医者から告げられた。そんな時、本書の下書き原稿を読んで、身体の変動性に注目するということを試してみた。彼は自分の症状の変化に注意を払い、朝早い時間に強めの運動をすると、体調がよくなることを発見した。運動が症状のエネルギーを使い果たすのか、その後は症状が耐えやすくなるという。どれほど親切な医者でも、特定の患者にだけ効きめのあるこんな方法を見つけてくれることはあり得ない。だから私たちは、自分で発見しなければならないのである。「変動性に注目」戦略の力のもとはそこにある。

この本の原稿を読んだ別の友人は、彼女の「変動性に注目」戦略をメールで知らせてくれた。

「ここ数か月、時折起こる回転性のめまいに悩まされていました。つい先週も、夜中に発作が起きて目が覚めました。自分が回転しているみたいで、汗が吹き出し、必死で吐き気をこらえました。翌日医者に行って、処置（症状を誘発させながら三半規管に落ち込んだ耳石を元の場所に戻す）をしてもらってよくなったけど、昨夜、再びめまいで目が覚めました。1時間ほど横になって耐えているうちに、あなたの本に『症状の変動性に注目する』という一節があったことを思い出したんです。その夜と先週の発作を比較し、また症状がひどくなったこの10分間の精神状態を振り返ってみました。すると、症状の強い時とそれほどでもない時の違いが見えてきて、今夜の不調は、先週の発作と比べると、格段にましだと気づきました。めまいがしても、自分が本当に落下したり回転したりしているのではないと脳がようやく理解したようで、先週のような吐き気は起きませんでした。すると希望が湧いてきて冷静になれました。そしてとうとう、回転する感覚が消えたんです」

この「変動性に注目」戦略は、言うまでもなく、あらゆる人に有効である。

ところで、「アルコール依存症」と呼ばれるには、どれくらい酒を飲む必要があるのだろう。その基準は誰が決めるのだろう。この点についても「変動性に注目」の概念を使って考えてみよう。たとえば2時間ごとに、「酒を飲みたかった」「飲みたくなかった」「酒を飲んだ」「飲まなかった」の4点について、ノートにメモする。この日記を1週間後に見直すと、「特に飲みたくなかったが飲んだ」とか「飲みたかったけど飲まなかった」など、どの時点も、これら4

つの組み合わせで記述できることがわかる。多くの依存症患者たちは、自分は飲酒に関してまったくコントロール能力がないと思い込んでいるが、このノートからは、違った構図が見えてくる。酒を飲みたくなかった時とか、飲みたかったけど拒絶した時は、どういう状況だったのだろう。このようにさまざまな状況に注目すると、自分には確かにコントロール能力があるということに気づく。また変動の理由が外因的なものか内因的なものか、明確に区別できないこともわかる。そして依存症状、欲求の強さ、持続時間、症状が生じる身体個所など、ほぼすべてが変動しているとわかってくる。

私たちは初期の研究の中で、人は変動性に気づくことによって、心拍さえもコントロールできるようになることを発見した。私は、当時うちの学生だったローラ・デリゾンナ、ライアン・ウィリアムズと共に実験を行い、参加者たちに1週間毎日心拍を測って記録するように依頼した。ただし計測する時間は人によって変えてある。[1]「変動性に注目」のグループは、3時間ごとに心拍を測り、その時に自分が何をしていたかをメモし、前回測った時と比べて上がったか下がったかも記録した。こうすることで、彼らは変動性に対してマインドフルになる。1週間後、彼らに研究所に再び来てもらい、特に方法は告げず、心拍を高めるように、あるいは低くするようにと指示した。「変動性に注目」グループは、それ以外のグループと比べ、これを比較的上手にやってのけた。さらに、「マインドフルネス尺度」の評価で高得点だった人たちは、与えられた条件の如何にかかわらず、心拍数に対するコントロール力も高かった。

また、イスラエルの同僚、シーガル・ジルチャ＝マノと共に行った別の実験では、妊娠している女性たちを対象に「変動性に注目」介入を行った。[2] 妊婦たちの1部には、妊娠25週から30週の間、自分の感覚（ポジティブ、ネガティブとも）の変動に注目するように指示した。結果そのグループは、そういう指示をされなかったグループと比べ、妊娠の経過も順調で、新生児の「アプガー指数」も格段に良好だった。アプガー指数というのは、出産1分後、5分後に、新生児の臨床的状態（心拍数、呼吸、活動性、反応性、皮膚の色）を、分娩室において医療スタッフが素早く評価するもので、世界中で使われている。

身体に生じる感覚、その強さや持続時間の変化、それに1日のうちの何時頃という外的情報を認識すると、自分の経験や感情に関する気づきが増える。身体のどの部分に症状が最も出やすいか（あるいは出にくいか）、感覚が時間と共にどう変化するか、その変化が行動にどう影響を与えるかなどだ。これらの変化に気づくことにより、私たちは自らの健康に対するコントロール感覚を取り戻す。すると症状はより耐えやすいものになる。

この考え方は、更年期障害にも応用できる。更年期障害がある女性たちは、来る日も来る日も一晩中、ホットフラッシュに苦しめられるのだろうか。おそらくそうではない。変動性に注目すれば、ホットフラッシュが強く現れる時もそうでない時もあることがわかって、この気づきが症状の緩和に役に立つ。皮肉なことに、私自身はこの効用を経験し損ねた。何年も前のことだが、私は友人にホットフラッシュについて愚痴をこぼしていた。私はめったに愚痴を言わないので、友人は意外そうにこう言った。「もし私がホットフラッシュのことで愚痴をこぼしたら、あなたはきっと、ポジティブな面を考えなさいって言ったと思うわ。カロリー消費ができるじゃないとかね」。私はそれを聞いて「ダイエットせずに減量するそんな方法があったか！」と興奮した。ところが不思議なことに、また今となっては残念なことに、この会話のあと、ホットフラッシュがピタリと止まってしまった。

簡単に言えば、変動性に注目すると、症状は出たり引っ込んだりするものだということがわかってくる。すると、その変動に関与していそうな状況や環境が見出せて、それは何らかの形でコントロールできると気づく。こうして自分の身体に対するコントロール感覚が強まると、今まで考えつかなかったような解決策が現れる。同時に楽観性が増し、ストレスが減るので、健康状態全体も改善されるのである。

健康に関するストレスは、思考を麻痺させるほどではないにしても、思考を牛耳《ぎゅうじ》ってしまうことがある。自分は絶対に病気にならないと確信していた人は、それがおびやかされるようなことが起きると、大きな衝撃を受ける。あるいは、いずれきっと病気やケガをすると信じている人は、ちょっとした不調を覚えるたびに恐怖を募らせる。また実際に確実ではないのに、ものごとは確実でなければならないと思っている人は、医者からいつから症状が出たかと聞かれただけで、ストレスを増大させる。

しかし考え方を変えれば、ストレスまみれにならずにすむ道がある。先に述べた「コントロール感覚」を手にする道である。不確実性を認めながら、同時に自信を維持するということだ。ものごとの不確実性がしばしばストレス源になるというのは確かである。しかし、変化こそが常態であることを受け入れれば、その不確実性のパワーを有利に使うことができる。**誰一人、本当に確かなことを知っている人間はいない。すべては常に移り変わっているのだし、同じことも別の視点から見れば違って見える。それを悟れば、何かが確実でなくても、大してストレスにはならない。**

では、不確実であっても自信を持つとはどういうことだろう。自分はすべての答えを持っていないことを自覚した上で、前向きに努力する姿勢があれば、自信をもって行動することはさほど難しくない。だが、往々にして不確実性を行動の妨げにしてしまうことがある。こうすべきか、ああすべきかと迷って、確信が持てないまま何もしない。だが、ものごとの不確実性を一度理解すれば、それが日常になり、行動が止まることはない。それで自信がつくと、より多くを成し遂げたくなる。達成したことに満足感を覚えると、自らに誇りを持てるようになる。

不確実性を気にしなくなると、新しい情報にオープンになり、自分の過ちからも学べるようになる。またもっと大事なのは、他者からのアドバイスや提言を、心を開いて受け入れるようになることだ。

私たちは何かが不確実な時、「なぜだろう、何が原因なのか」と考える。自分に知識がないからか、それとも答え自体がないのか。前者の場合は、不確実性を自らに帰するので、自分に何かが欠けていると思ってしまう。そして、そういう気分から逃れるために、より確実なものを追い求める。一方後者は「答えは誰にもわからない」というもので、より理にかなった見方だ。自分は確かに知らないが、あなたも他の誰も知らない。つまり、自分が求める知識は、確実に知り得るものではない。前者のように不確実性を個人に帰すると、本質的に「私は知らないけど、他の人は知っている」ということになってしまう。その場合は、メンツを保つために知っている振りをしなければならず、それがストレスになる。逆に、不確実性は普遍的なものと考えれば、他の人たちもみな自分と大差ないとわかる。確実性などは幻想なのだと気づくと、自信をもって、不確実なままでいられる。

健康のカギは、おそらくこの不確実性にある。不確実性を受け入れることで、そこに有利な点を見出せる。マインドフルに身体の変化に気づくことが、健康的な身体作りの第一歩だ。

症状の変動性

多くの高齢者は、物忘れに悩まされるものだ。そして、やがて何も覚えられなくなるのではないかと不安になる。家族も同じように思いこみ、老人がこれからどんどん頼りなく、わからなくなっていくかのように扱う。高齢者について何かを尋ねる時に、当人を差し置いて、付き添ってきた人に尋ねている場面もよく見かける。

私も父が亡くなる前の1年間ほど、同様の思い込みをしていた。今はそれに気づいて恥入っている。

父は若干、認知機能が低下していた。ある日、父とトランプでジン・ラミーをして遊んでいた時、私は父が場に捨てられたカードを覚えられないだろうと思った。わざと負けてあげるべきかと迷っていると、父は手持ちのカードをテーブルに広げて、愉快そうに「ジン」と宣言した。私は自分の勘違いに気づいてきまりが悪かった。軽い認知機能低下では、記憶の一部が失われても、覚えられる部分の方がずっと多いのだ。

それから何年かのち、私は大学院生だったキャサリン・ベルコヴィッツ、ポスドクのキャリン・ガネット＝ショヴァルと共に、このテーマについて本格的な研究を行った[3]。65歳から80歳の高齢者で、記憶力について不安を感じている人たちに参加してもらい、1週間にわたって記憶力の変動に注意を向けるように依頼した。一部の参加者には、SMSメッセージを使って1日2回、記憶力を測って結果を報告してもらう。それが時間によってどれほど変動するかに気づかせ、その変動がなぜ生じるかを自問してもらうのが目的だ。予想通り、介入はポジティブな効果を現した。変動に注意を払うように言われた参加者たちは、以前よりはるかに物忘れが減り、自分の記憶力に対するコントロール感が増したと報告した。その一方で、単に記憶力の状態に注意を向けるようにとだけ指示されたグループの高齢者たちは、記憶力を改善する自信を失っていた。

私たちはまた、慢性の痛みを持つ人たちを対象に、並行介入実験を行った。1つのグループに、1週間にわたって1日2回、SMSメッセージで痛みレベルの変化に注意を払うように告げ、その変化の理由を考えてもらった。このグループの人たちには、生活の支障になるような痛みが大幅に減るなど、ポジティブな変化が生じた。また痛みから解放されることはないとあきらめる傾向も少なくなった。さらに、症状について医者とちゃんと話し合うことの意義を理解するようになった。

私たちはさらに、イスラエルの同僚ノガ・ツールとルス・デフリンと共に、別の「痛みの研究」を行った。今回の研究は、イスラエルにある彼らの研究室において実施された[4]。歯科で麻酔注射をされたことがある人は、医者が注射をする際に、口の中の別の場所を圧迫することに気が付いたかもしれない。この行為は一見まったく不要なものに思えるが、人は痛みのもとが2か所あると、痛みを均等に分けて感じる傾向があるので、これが効くのだそうだ。健康な人の場合、医者が口の中の別の場所を押さえると、針を刺した場所の痛みが減じるのである。だが、慢性の痛みを持つ患者の中には、このやり方がうまく行かない人たちがいる。彼らの場合、注射の痛みは減ることがなく、注射だけを行った場合と変わらない。私たちはこの人たちがもう少し健康な人と同じ感覚が持てるように、「変動性に注目」の方法が功を奏するかを知りたいと思った。また、痛みと無関係の視覚イメージに注目するなど、一般的なマインドフルネス治療の効果も合わせてテストした。

参加者たちのうち、1つのグループには「痛みの変動性に注目」の訓練、2つ目のグループには「マインドフルな気づき」の訓練を行い、3つ目のグループは何もしなかった。その後全員、熱めの湯の中に手を浸けてもらった。そこまでの手順は複雑だが、結果は実に明快だった。「痛みの変動性に注目」と「マインドフルな気づき」は見事に功を奏した。だが、何もしなかったグループの人たちは、時間がたってもずっと痛みを感じていた。

最近、私は研究室のメンバー、フランチェスコ・パグニーニ、デボラ・フィリップス、コリン・ボスマ、アンドリュー・リースらと共に、ALS（筋萎縮性側索硬化症）の患者を対象に「心が身体にもたらす効果」を探る研究を行った。ALSは進行性の神経系疾患で、筋肉を弱め神経細胞を破壊するもので、まだ治療法が判明していない[5]。私たちはまず、患者たちに「ランガー・マインドフルネス尺度」の質問票に答えてもらい、マインドフルネスのスコアが高い人たちは、機能の低下が緩やかであることを確認した。

ALS患者において、機能の低下とマインドフルネスの間に相関関係があることがわかったので、私たちは彼らが「症状の変動性」に積極的に気づくようにしたいと思った。まず患者たちに、マインドフルネスの主要な考え方を簡単に説明する映像を見せた。そして、すべてが不確実であること、症状の変動性に気づくことの重要さ、新しいことを考え出すことの大事さ、良いか悪いかの価値判断は頭の中にあって外から与えられるものではないこと、などを理解してもらった。その後、患者たちはそれらの要点に関する演習に参加した。

まず車椅子の操作を使った演習をした。これは具体的な事がらに意識を集中してもらうためだ。たとえば、自分がホイールをどう握っているか、どの筋肉が使われているか、車椅子を止める時とスタートさせる時は、筋肉の状態がどう変わるか、車椅子が止まっている時ホイールのどこを握っているか、握る時は手のどの部分やどの指を使うか、などに注目するように伝えた。このグループは、5週間にわたって、ふたつのマインドフルネス演習を受け、日々些細な変化に注目し続けた。一方、これらの介入も演習も行わなかった別のグループには、ALSに関する講義を受講してもらった。

ALSの患者たちがしばしば不安や抑うつに悩まされるというのは想定されることだったので、私たちは研究の初めにまず、演習を行うグループも、行わないグループも同様に、不安と抑うつの度合いを測った。そして、介入直後、3か月後、6か月後に経過観察を行った。この介入は、患者が関わる時間は比較的短く、簡単なものだったが、彼らの精神的健康状態の改善につながった。何もしなかったグループに比べ、演習をしたグループの患者たちは、抑うつも不安も大きく減っていた。私たちは現在、彼らの身体症状と全体的な幸福感について追跡調査を行っている。

私の研究室では、ALS患者に関する新規・継続研究だけでなく、糖尿病、パーキンソン病、認知機能低下、多発性硬化症、脳卒中、うつ病など、多くの慢性疾患についても研究を行っている。どの研究でも、患者に（あるいは可能かつ適切であれば介護者にも）、症状の変動性に注目するように促し、病状をコントロールするためのマインドフルなアプローチを指導する。今のところ、多発性硬化症[6]、脳卒中[7]、パーキンソン病に関して予備調査の結果を得ているが、非常に有望である。

身体の障害について言えば、人は他にもさまざまな能力を備えているので、障害のために何もかもできなくなるわけではない。たとえば、片方の脚を失った人は、自分はフットボールができないので、普通の人とは違うと考えがちだ。だが両方の脚を持っていても、ほとんどの人はフットボールができない。そこに気づくと意識が変わる。「外集団同質性バイアス」を減らす方法の1つは「内集団」の差別化を高めることだ。人は自分が「自分たち」という一括りの存在ではないことに気づくと、「他の人たち」がそれほど自分と違わないように見えてくる。

身体のどの部分も、数えきれないほどの機能を持つ。特定の部分についてそれが機能しないという言い方は、あまりに包括的すぎる。私たちは、「何を持っているか」でなく、「何が欠けているか」で人を定義する傾向がある。だがマインドフルな人は、自分の変化に関してオープンであり、気づきが多く、その結果、よりレジリエントである。そうでない人は、自分の状況は変わらないものと思い込んでいる。たとえ身体障碍者と認定され、それを証明する駐車許可証を持っていたとしても、その特別のスペースに必ず駐車しなければならないわけではない。

心と身体は一体なので、身体に関して言えることは精神の健康に関しても言える。たとえば「変動性に注目する」方法は、うつ病の人たちにも効果があるだろう。うつ状態の人は、自分の症状がよくなることはないと一貫して思い込んでいる。真っ暗なトンネルの向こうに光が見えない状態だ。だがどんな抑うつ状態も、その症状が毎日一日中同じということはない。身体症状と同じように、わずかに良くなる瞬間もある。それに気づくことが、自分の抑うつを理解することにつながる。「変動性に注目」療法は、医学界が難治と決めつけている精神疾患にも、効果を表す可能性がある。ただ重症の統合失調症のように、患者に症状の変動性に注目させるのが難しい場合は、医療者がモニターすることも考えられる。

慢性疾患だけでなく、大酒のみ、チェーンスモーカー、過食の人たちにも、この「変動性に注目」という方法を応用できる。こういう人たちは、自分は常に酒やタバコやキャンディバーを欲していると考えがちだ。だが先の章でも述べたように、毎日定期的にメモをつけて、その瞬間に自分は酒、タバコ、食べ物を欲していたかどうか、その結果それを摂取したかどうかを記録してみると、実際には思ったほど**常に**欲しているわけではないということがわかる。**そして、さらに重要なのは、自分の行動を決めているのは、酒でもタバコでもケーキでもなく自分自身なのだと、これによって気づくことである。**

治癒は機会の問題

入院中の母に付き添っていた長い年月、自分がどれほど無力感を感じていたかを、今も覚えている。あの時誰かが私に、母の症状の変化に注目し、母にもそれを気づかせてあげるようにと助言してくれていたら、私はもう少し勇気づけられたと思う。病気がどんなものであれ、本人だけでなく介護する人も加わって、マインドフルネスを総合的に高め、症状の変動性に注目すると症状が有意に改善することは、私たちの数多くの研究結果が示している。またマインドフルなアプローチは、身体症状を改善するだけでなく、当人の心もまた元気にする。

老人ホームや病院において、「入居者や患者が前日とどのように変化したか」をスタッフが毎日記録することにしたらどうだろう。そのために彼らは、通常とは異なる種類の注意を払わなければならない。スタッフの中には、こなすべき任務がたくさんある上に、そんなことまで加わったら、仕事がさらに大変になると思う人もいるだろう。しかし私は、むしろ仕事がより興味深いものになるのではないかと思う。実際に、介護者の燃えつきという問題もあるし、病院や老人ホームのスタッフが、頻繁に辞めていくという問題もある。だが、医療スタッフのマインドフルネスを高めることによって、介護の仕事の単調さ、プレッシャー、ストレスが緩和される。また、患者の身体的変化に気づくことによって、患者の感情面にも注意が向くようになる。介護者がこのマインドフルな気づきを行うと、患者は気遣いを感じ、介護者との関係を楽しむようになる。何十年にわたる研究の数々が、マインドフルネスが人の健康を向上させることを示している。そして意外かもしれないが、スタッフが患者や入居者にきめ細かく注意を払うほど、スタッフ自身の健康もまた同様の理由によって改善されるのである。

リタ・シャロン博士の著書『ナラティブ・メディスン』を読んで、医学界にも「心と身体は一体」という考え方に近い動きがあることを知った[8]。医者は、患者の話を聞くことによって、それぞれが独自の存在であることを理解する。この唯一性を認識するということは、マインドフルネスの特徴の1つである。患者の特性を積極的に知ろうとすれば、医者は注意深さと熱心さをもって医療にあたるだろう。患者は医者がマインドフルに注目してくれると感じると、ストレスが減り、症状が改善し始める。シャロン博士は著書にこう書いている。「時に、医者と患者が未知の惑星のような存在となっていることがある。互いの軌跡を知る手掛かりは、迷光やストレンジ物質のみだ」

患者の症状を、それが当人にとってどんなことを意味するかを探ることなく診断するだけでは、治療機会の多くを逃すことになる。だが患者の話を注意深く聞けば、治療の可能性が広がる。シャロン博士の患者の1人に89歳の女性がいた。彼女はさまざまな痛みを訴えるが、検査や診断の結果からは説明がつかなかった。最終的に判明したのは、その患者は子ども時代にレイプされた経験があり、それを今に至るまで誰にも話せなかったということだった。そのことをシャロン博士に打ち明けてから、彼女の痛みは軽くなり、やがて健康を回復したという。

私たちは何らかの病気を持っていると、どんな痛みもみな、その病気から生じると理解しがちである。だがいろいろな症状のうち、少なくともいくつかは別の理由があるはずだ。もし医療者がマインドレスに、患者の症状はすべて自分が診断した病気ないし治療のせいであると思い込んでしまうと、患者の回復を助ける機会を逸することになる。診断はもちろん有用だが、それは患者の経験のほんの一面にだけ注目することだ。身体症状に影響を与えているのは全体的な文脈である。

思考は総合的だが、行動は具体的である。抽象的に「痩せたい」と思っていても、目の前にチョコレートバーがあれば食べてしまう。また広範な一般化をすることで、それから外れた例が見えなくなってしまうこともある。自分は気持ちが落ち込んでいると思いこむと、それほど、あるいはまったく落ち込んでいなかった時間が実際にあっても、そのことに気づかない。

こういう場合にも「変動性に注目」することが役立つ。変動性に注意を払っていれば、新しい症状が現れた時にすぐ気がつく。また、自分が症状に影響を与えられることがわかってきて、問題を正確に特定できる。

当然ながら、「変動性に注目」ソリューションの第1ステップは、状況の改善は可能だと理解することだ。何度も述べている通り、今の症状は改善しないなどと断言することはできない。今の科学が言えるのは、「良くなる可能性がある」あるいは「まだ何とも言えない」だけだ。塀から落ちて壊れてしまった「ハンプティ・ダンプティ」のように、ひとたび機能が損なわれたら誰にも治せないと信じこんでしまったら、残るのは無力感だけである。多くの人にとって本当に必要なのは、「今の状況をよくすることは可能だ」と言ってもらうことだ。それによって、そのために自分は何をすべきかを探る行動を始められる。そして、自らが主体となって

「変動性に注目」するようになる。改善を期待し、薬や治療や期待感などが効き目を現している兆候に注意を払う。そうするうちに、どんな時に効き目があって、どんな時にないのかがわかってきて、その情報を症状改善に役立てられるようになる。これはまさしく、プラセボがどうして効果を現すのかの説明でもある。人はプラセボを摂取すると、症状が改善することを期待する。もちろん、痛みの変化の把握などは、そう簡単でない時もある。それでも、症状を理解しようとする努力は、それだけの価値があると私は考える。以上のような事実が、医療の現場における診断と治療に応用できることは、容易に推察できるだろう。

変動性に注目することは、次のようなさまざまな洞察につながる。まず、**病気というものは、静的なものとしてでなく、流動的なものとして理解し研究するのが望ましい**ということ。次に、**瞬間ごとの変化を考慮せずに下される診断は、最終的な結論ではなく、さらなるデータを集める出発点にすぎない**と捉えた方がいいということ。また、**介護者は患者の症状に現れる微妙な変化に注目することで、より良い介護ができる**ということ。そして、これが最も重要なことだが、**患者の症状の感じ方は一通りではないと気づく**ことだ。

こうして見てくると、「変動性に注目」に関する研究はすべて、変化に気づくというシンプルな行為が、私たちの健康に多大な影響を与える可能性があることを示している。実際に生物の世界でも、生き残るのは最強の種ではなく、変化に最もうまく適応できる種である。

自分の症状の変動性に注目すると、次の4つのことが起きる。まず、それまでの思い込みに反し、その症状は常に現れているわけではなく、同じ強さで現れるのでもないということに気づく。その気づきだけでも、気分をよくする効果がある。2つ目に、変化に気づくというのはマインドフルな状態である。長年の研究結果が示す通り、マインドフルネス自体が健康にとってプラスに働く。3つ目に、無力感を抱いたまま「自分に救いはない」などとマインドレスに考えていないで、解決法を探せば、たいていは何かしら見つかるものだ。そして4つ目に、自分の人生に対するコントロール感覚が増す。

時間や状況によって変化することがらを追跡していると、変動性に対する感度が深まっていく。知覚、感情、思考など身体の各領域と、その時の環境が、どんなふうに変化しているかに気づくことは、自分自身にパワーを与えることでもある。すべての人は、さまざまな点で平均値から外れている。だが科学は基本的にそれらの差異を平均化して、外れた部分を「ノイズ」として扱う。健康を手にするカギは、この「ノイズ」の中に隠れているのではないだろうか。標準的反応ばかりに注目するのではなく、外れ値に目を向けることが非常に重要である。「なぜこの人は基準と違うのか」と問う必要がある。

未来は常に過去とは違うものになる。この不確実性にどう対処すべきか。そのためには、今現在起きていることに、マインドフルに気づくことである。

第9章

マインドフルネスの伝染

純粋な真実は、大衆によって同化されることはない。
それは人と人が触れ合うことで伝わっていくべきものだ。
――アンリ・フレデリック・アミエル

なぜかわからないが、人を惹きつける人たちがいる。そういう人たちは、非常にチャーミングで、魅力的な何かを備えている。同様に、人間味のないロボットのような人に接して白けた気分になった経験も、誰もが持っているだろう。私たちは、相手がどれくらいマインドフルかマインドレスかに、無意識のうちに反応しているのではないだろうか。私はマインドフルな人と一緒に過ごす方が絶対に好きなので、マインドフルな人と一緒にいると、こちらもよりマインドフルになれるからではないかと考えた。

「マインドフルネスの伝染力」を調べる前に、私はまず、本当に多くの人がマインドフルな人に魅力を感じるかどうかを確かめることにした。何年か前、ハーバード・ビジネススクールで講義をした時、私はこのことを同僚のジョン・スヴィオクラに話してみた。その結果、雑誌のセールスマンたちを対象に、そのアイデアをテストしてみようということになった。私たちは、参加してくれたセールスマンたちを2グループに分けた[1]。1つのグループには、どの顧客にもまったく同じように接し、同じセールストークを用いるように指示した。2つ目のグループには、顧客に応じて話し方を微妙に変え、よりマインドフルな売り込み方をするように指示した。

マインドフルなセールスに接した顧客たちは、相手のセールスマンのことを、魅力的な人間だったと評した。そしてマインドレスなセールストークを受けた顧客たちに比べ、雑誌を購入した割合が高かった。この実験によって、マインドフルネスは他者にすぐに認識され、その行動を左右することもできるという最初の実証ができた。

私は次に、動物も人と接する時に、相手のマインドフルネスを認識するだろうかと考え始めた。そこでまず、自分の犬たちを研究室に連れて来て試すことにした。そしてスタッフたちに、マインドレスにふるまったり（メリーは子羊を持っていた、というようなわかり切った内容を頭の中で考え続ける）、マインドフルにふるまったり（メリーが子羊でなく狐を学校に連れて行ったらどうなるか、など新奇な内容を考える）してほしいと依頼した。私は犬が誰になつくかを注意して見ていた。期待した通り、犬たちはマインドフルな人に惹かれたようだった。ただし彼らは私の犬なので、ほかの要素が関係する可能性もあった。犬たちは何らかの点で私に似ている人を見出して、近づいて行ったのかもしれない。ふだん餌をくれる相手に似ているという理由だけで、マインドフルネスとは無関係かもしれない。

だが私はめげることなく、次に実験の場をドッグホテルに移した。そこのスタッフは面白がって、「犬が人間のマインドフルネスを認識するか」というテストに協力してくれた。私はまず、スタッフを2つのグループに分けた。1つのグループの人たちには、犬と遊ぶ時に童謡の内容に関して新しいことを考えるように依頼し、他のグループの人たちには、同じ童謡を頭の中で繰り返すように頼んだ。さて、犬がどの人間になつくかに関して、何らかの違いが見られただろうか。見えたようにも思えたのだが、残念ながら、犬たちが吠えたり動き回ったりして、犬小屋の中は喧騒を極め、確かな結論に至ることができなかった。私の結論は、やはり犬よりも、人間が他者のマインドフルネスに気がつくかどうかの方が興味深いというものだった。

そこで次は、子どもたちを対象にテストすることにした。彼らは犬たちよりは行儀がいいだろうし、少なくともひっきりなしに吠えたりしない。

ちょうど学校が夏休みに入る時期だったので、男の子のサマーキャンプで実験を行うことにした。[2] 私たちは、キャンプに参加している少年たちをランダムに2グループに分けた。そして研究スタッフが、他のキャンプから訪れたコーチと名乗って、各グループの少年たちを面接した。第1グループの面接者には、マインドフルに注意深く相手の子どもの様子（言葉、表情、しぐさなど）の変化を観察するよう指示した。もう1つのグループの面接者には、マインドレスな態度で、子どもの話に興味があるふりだけするように指示した。どちらの場合も、面接の内容自体はポジティブなものでなければならない。面接の後、少年たちに自己肯定感を測る質問票に答えてもらい、さらに今回のキャンプ体験についても尋ねた。

少年たちはランダムにグループ分けされたので、実験前の時点において両グループはすべての点で同等と推定される。しかし実験の後、彼らの様子は非常に異なっていた。マインドレスな大人と関わった子どもたちは、マインドフルな大人と関わった子どもたちと比べ、自己肯定感が大幅に低かった。さらにキャンプは楽しくないと答え、面接者も嫌いだったと答える傾向が高かった。一方、マインドフルな大人と関わった子どもたちは、ポジティブな影響を受けていた。彼らは自己肯定感がより高く、キャンプが楽しいと答えただけでなく、自分は幸福で、面接者も自分を好きだったようだと答える傾向が高かった。

マインドフルネスの気配を捉える

「マインドフルネスが伝染する」という考え方を実証するために、私たちはまず、研究室で予備実験を行った。まず参加者の半分に1人ずつ部屋に入ってもらい、別の学生と肩を並べて腰掛けるように促す。この学生は実は研究アシスタントで、事前に、部屋の中に新しい発見がないか、言葉に出さずにマインドフルに注意を払うように指示されている。残りの半分の参加者の場合も1人ずつ部屋に入ってもらうが、横に座る研究アシスタントは、ただマインドレスに頭の中で1から100まで数えている。1、2分経ってから、参加者には1枚のインデックスカードが渡される。そこには見慣れた文が書かれているが、小さなミスが含まれている。「Mary had a little lamb」の代わりに「Mary had a à little lamb」と印刷されているのである。参加者はそれを読んだ後、カードを返し、読んだ文を復唱する。マインドレスな人のそばにいた参加者たちは、ほぼ全員が「Mary had a little lamb」と言った。書かれていた単語はいくつありましたかと聞くと、全員が「5つ」と答えた。だが、マインドフルな人のそばに座った参加者たちは、重複していた字に気がつく傾向が高かった。

この「気づき」のテストは単純だが、マインドフルネスを測るには効果的な方法である。何十年か前にこの実験をやった時には、ほとんどの人が見慣れた文章の中の小さな違いを見逃してしまったが、直前に瞑想をしてもらった参加者たちだけは、全員がカードの文を正しく読んだ。

新型コロナの感染拡大が起こる直前、北京中医薬大学のダオニン・ジャン博士が、私の研究室を訪れた。彼女はこの「マインドフルネス伝染」の研究は、中国医学の「気」の概念と合致すると考えていて、中国に戻ったら同様の実験を試してみたいと言った。彼女たちはマインドフルの伝染が、高周波テラヘルツの脳波によって測れるかもしれないと考えていた。私も研究室のマネジャー、クリス・ニコルスも、脳波についての知識は皆無だったが、自分たちのマインドフルな気づきの実験が再現できるか、というところに関心があった。

ジャン博士の研究チームが行った実験は、参加者の脳内変化を計測しながら、アシスタントが参加者の手を眺めるというものだった。1つのグループの場合は、アシスタントが参加者の手の、しわ、たこ、赤みなどの細部にマインドフルに注目した。また別のグループの場合は、アシスタントが、ただマインドレスに参加者の手を眺めていた。それが終わるとすぐ、参加者たちにインデックスカードを渡し、そこに印刷された中国のことわざを読み上げてもらった。

ここにも些細なミスプリントがあり、文字が重複している。

この実験で判明したのは、アシスタントのマインドフルネスには確かに伝染力があるということだった。ジャン博士の報告によれば、アシスタントが自分の手にマインドフルに注目しているのを見た参加者たちは、25人中24人までが、カードの重複文字に気づき、脳波の活動も活発だった。一方、マインドレスなアシスタントと一緒にいた参加者たちは、70人中わずか11人しか、ミスプリントに気づかなかった。

人が相手の手に注意を払うだけで、相手の注意力が増すというのは、ずいぶん飛躍した考えのように聞こえるかもしれない。だが、この「マインドフルネスの伝染」という考え方はもはや、私にとっては不思議ですらない。そしてこれが事実であるなら、印刷ミスを見つけるなどのレベルを超えて、これをもっと活用する方法があるのではないだろうか。

マインドフルネスに対する鋭敏さ

マインドフルネスの伝染が本物であるとしても、誰もがそれを同様に感じ取るわけではない。ある人たちは、相手がマインドフルかマインドレスかに、より敏感に反応する。そのことは、医療の面で意味を持つ可能性がある。

私は研究室のスタッフと共に、その点をテストすることにした。そして、感情を麻痺させるために酒を飲む人たちに注目した。すべてがそうではなくても、彼らが酒を飲む理由の1つに、他者が示すマインドフルおよびマインドレスな様子に過敏に反応してしまうということがあるのではないだろうか。マインドレスな人のそばにいるのは、居心地の悪いものだ。特に敏感な人にとっては、酒を飲むことが不快さを和らげる方法の1つなのかもしれない。

私は、研究室のジョン・オールマンとクリス・ニコルスと共に、まず間接的な方法で試すことにした。そしてマサチューセッツ州ケンブリッジで行われたAA（アルコール依存症の人々の自助グループ）のオープンミーティング（興味のある人が自由に出席できる）に参加していた、自称アルコール依存症の40人を実験にリクルートした。事務局の人が参加者たちに、AAミーティング終了後に私たちの研究が行われることと、希望者は匿名でそれに参加できることを伝えた。この40人に加え、アルコール依存症の経験がない参加者40人が、比較グループとして研究に加わった。

80人の参加者たちには、これは「対人知覚」の研究であると話し、研究アシスタントが参加者それぞれと短い会話を交わした。アシスタントは、次のような質問をする。「今日はいい日でしたか？　あまりいい日ではなかったですか？」「仲間と一緒に悪い習慣を断つ努力をすることの、いい点と悪い点は何ですか？」

アシスタントたちの半数は、これらの質問をマインドフルに行い、各参加者の特徴（目の色、推測できる社会的経済的地位、外見、態度など）に注意を払うように指示されている。そして

「参加者はみなそれぞれ違うことを念頭に置いておいてください。違いを観察することで、その人の考え方について重要な情報を読み取ることができます」と伝えられている。

一方、別の半分のアシスタントたちは、マインドレスに質問するように指示される。そして「参加者たちはみな似たり寄ったりですが、彼らの答えることに関心があるふりをしていてください」と言われている。このグループの面接者が口にする質問は、マインドフルグループの面接者の質問と表面上は変わりない。単にそこに気持ちが入っていないというだけである。

5分たつと、質問がどこまで進んだかにかかわらず、アシスタントは面接をうち切る。ただ終わる前に、参加者に「私たちの研究に引き続き参加したいですか」と尋ねる。

私たちの推測は、マインドレスな面接者と話した人たちは、引き続き研究に参加したいとは思わないだろうというものだった。そして、その通りだった。他者のマインドレスネスは、どんな人にもある程度の影響を及ぼすが、中にはそれを特に強く感じる人たちがいるようだ。アルコール依存症の人たちは、自分の言うことに関心を持ってくれないマインドレスな相手と話した場合、依存症状のない人たちよりも、参加を続けたくないと思う傾向が高かった。これは、彼らが周囲の人のマインドレスな態度に一般の人よりも敏感であることを示唆した最初の結果である。飲酒とこの過敏さがどう結び付くのか、それが生来のものなのか生活の中で身についたものか、その点はまだ明らかでない。だが、私はその逆の因果が気になった。大酒を飲むのは、他者のマインドレスを敏感に感じるからではないか、ということだ。

私はジョンやクリスと共にこの疑問に沿って研究を継続し、マインドドレスな面接者と関わった人たちがさらに酒を飲みたくなったかを突き止めることにした[3]。

今回は、ハーバード大学コミュニティやボストン近郊から、成人60人をリクルートした。参加者たちには、「感情がワインの味にどう影響するか」を調べる研究であると告げてあり、実験の1時間前からは何も飲まないようにと指示した。

次に面接者の役をする人たちをリクルートした。この人たちにも、研究の仮説については知らせない。そして彼らを、ランダムにマインドフルとマインドドレスの2グループに分けた。マインドフルグループの面接者たちには、参加者を個人として観察するように、細かい指示を与えた。服装、髪、背の高さに加え、最も重要なのは面接中の相手の変化で、それらをしっかり見るようにと伝えた。一方でマインドドレスグループの面接者たちには、単に感じよく笑顔で相手に接し、台本通りに面接を行うようにと指示した。

この面接に先立って、参加者たちには2通りの評価を受けてもらった。まず「ランガー・マインドフルネス・スケール」を用いて、彼らの本来のマインドフルネスの度合いを評価し、次に酒量を自己評価するWHOの「アルコール使用障害特定テスト」を行った。参加者たちは、これらの質問票の記入を終えてから、マインドフルないしマインドドレスの面接者との面接に臨んだ。面接の内容は、今の気分や、ワインの試飲に向けての気持ちなど一般的な質問だ。面接の台本は、先に紹介したAAの研究の時とほぼ同様のものを使った。

面接終了後、参加者たちを「ワインの試飲実験」に誘導した。そして、ワインは好きなだけ飲んでよく、その後ワインの味に関する調査に協力してもらうと告げる。私たちが知りたかったのは、参加者たちがどれくらいの量を飲むかだったが、彼らにはワインの味の調査だと思わせてある。その後、飲んだワインに、1から10のランキングをつけるように依頼し、さらに各ワインのボトル1本の値段を推測してもらった。また、感じ取ったフレーバーや味もリストアップしてもらった。

私たちの仮説は実証された。マインドレスな面接者と接した人たちが飲んだワインの量は、平均120ccだったのに対し、マインドフルな面接者と接した人たちはその半分の60ccしか飲まなかった。こういう実験の参加者たちは概して自分がどう評価されるかを気にすることを考えると、この違いは大きな意味を持つ。

この実験結果からわかるのは、酒を飲む行為が、飲酒を控えることに比べてマインドフルかマインドレスかではない。アルコール過剰摂取の特徴の1つに「現実逃避」という面があるが、人はマインドフルであるほど現実逃避の必要性を感じなくなることを示している。これらの結果から明らかなように、**マインドフルネスは人に伝わる。マインドフルな人間に接すると、自身のマインドフルネスもまた上昇するのである。**

私はそれ以来、自閉症スペクトラムの子どもたちを対象に、「マインドフルの伝染」についての研究を続けている。自閉症の子どもたちが、ヘビードリンカーたちと同様の反応をするかどうか、つまり彼らが一般の子どもたちよりも、他者のマインドレスやマインドフルを敏感に感じ取るかどうかを知りたかったからだ。大概の人は、ほとんどの時間をマインドレスに過ごすが、対人関係において相手のマインドレスは居心地の悪いものだ。自閉症の人たちのマインドレスに対する敏感さが、対人関係における困難さの一端を説明できるのではないかと思ったのである。この敏感さは自閉症の特徴なのか、あるいは障害から生じるさまざまな要素の集合的結果として敏感さが生じるのか、それを探ることが研究の目的ではない。関心を持ったのは、単にマインドレスやマインドフルに対する敏感さと、自閉症スペクトラム障害との間に関連があるかどうかである。

私は、ポスドクのフランセスコ・パグニーニ、デボラ・フィリップス、それにイタリア人研究者たちと共に、イタリア人コミュニティにおいてこの研究を行った(4)。参加したのは、自閉症スペクトラムのほぼ同じ機能レベルにある8人の子どもたちと、6人の成人アシスタントである。私たちは、ランダムに子どもと大人のペアを作り、ある子どもたちはマインドフルな大人と組ませ、他の子どもたちはあまりマインドフルでない大人たちと組ませた。そして30分のセッションの間、子どもたちに3つのゲームを与えてアシスタントと一緒に遊ばせ、その様子をビデオで撮影した。後で、実験と関わりのない評価者にそれを見せて、言語的・非言語的な関わり合いの様子をコード化してもらった。

「低マインドフル」に割り振られた大人たちは、子どもがしていることに、単に関心があるようなふりをすることと、口にする言葉はすべてポジティブなものにすることだけ指示されていて、それ以外について特に指示はない。「高マインドフル」の大人たちは、ポジティブな言葉を使うことに加え、子どもの態度の変動に注目し、感情表現において何か新しい要素がないか注意を払うよう指示された。つまり、子どものボディランゲージ、声の調子の変化を観察し、面接中に変化が見られた点や、ゲーム中に何が変化し何が変化しなかったかをよく見て考える。さらに、「絵画をじっくりと見ることによって画家の内面に関する示唆が得られるのと同様、子どもたちの内面を理解するためにしっかり観察してほしい」と伝えた。

子どもたちは、マインドフルな大人と接している時には、「ふざける様子」を頻繁に示した。相手とより多く関わろうとし、人を避けようとすることが少なかった。さらには相手に協力しようとする態度が増え、定型行動が減った。大人のマインドフルネスは、子どもたちをよりマインドフルにし、人とより積極的に関わるようにさせるようだ。**つまり、マインドフルネスが伝染するのである。**

自閉症を研究する学者たちはこれまで、自閉症の子どもたちは大人の感情の非言語的メッセージを「読み取る」ことが苦手だと決めていた。従って、ほとんどの研究が、相手に魅力を感じると瞳孔が開くなど、他者の観察による情報に基づくものだった。しかし最近、自閉スペクトラム症の子どもたちの能力が過小評価されていたことが、研究によって明らかにされてきた。彼らは、相手の全身を観察できれば、ボディランゲージを読み取ることも上手にできる。イタリアにおける私たちの研究もまた、自閉症の子どもたちが人の心を上手に読み取れる可能性を示唆している。

大人たちが自閉スペクトラム症の子どもたちと関わる上で障害となる問題の一部は、子どもにではなく大人の側にあるのではと、疑ってみるべきだろう。大人たちの方が、自閉症の子どもが示すヒントをうまく「読み取れて」いないのかもしれない。あるいは偏見のために、その努力をする熱意がないのか。大人たちがもっとマインドフルになれば、子どもが発するヒントにより敏感になり、よりよい関わり方ができるようになるのではないだろうか。

マインドフルの伝染と健康

40年以上にわたる研究の結果、マインドフルネスが健康に良いということは明らかである。[5] そして「マインドフルの伝染」に関する研究の結果は、1人のマインドフルネスが、別の人のマインドフルネスを高める可能性があることを示している。そうであれば、日常的に関わりを持つ人たちが、私たちの健康にポジティブな影響を与えてくれているのかもしれない。

スイスで行われたある研究において、私はポスドクのキアラ・ハラーと共に、重度の頭部外傷患者176人と、その主要な介護を担う親族を対象にした調査を行った。[6] そして、介護者のマインドフルネスと患者の機能の状態に関連があることを発見した。理由の1つはおそらく、マインドフルな介護者は患者の症状の変動性に注意を払って、それに対応した行動を取るからだろう。私はまた、さらに「マインドフルの伝染」もあるのではと考える。介護者のマインドフルネスが、患者のマインドフルネスを高めるのだろう。

慢性病患者を介護する人たちに、しばしば健康上の問題が生じることも、このことと関係がある。介護者が体調を崩すのは、患者の状態は悪くなるばかりだとマインドレスに思い込むことによるストレスが原因だと私は考えている。介護者はネガティブなマインドセットに囚われて、自分の心が空っぽになるまで相手に注ぎ尽くしてしまうからだ。だが、患者の症状は一定ではなく、いくらかでも変動しているのだと気づくと、介護する側に変化が起こる。よりマインドフルになり、それは介護者自身の健康にいい影響を与える。また集中力と楽観性が増して、介護の仕事が少し楽に感じられるようになり、燃え尽きることもなくなる。

こういうことは、軽度認知障害の人の家族にも当てはまる。あなたの家族の一人が物忘れがひどいと想像してみてほしい。彼があなたに何かを尋ねる。それに答えると、少したってから同じことをまた質問される。あなたはまた答える。それを繰り返すうちに、フラストレーションが増大していく。わざと忘れるわけではないとわかっていてもイライラする。しかしそこで、自分の愛する家族がすべてを忘れるわけではないことに気づくと、そこから道が開けてくる。あることは忘れてしまうが、忘れないこともある。それはなぜなのだろうと、そのわけを探ることが、世話をする人にも当人にも有益に働く。

他の障害に関しても、こういう考え方が重要である。たとえば、ディスレクシア（読み書きに困難がある障害）の場合を考えてみよう。この障害のある人は、文字や言葉の取り違えをしやすい。だがそれが常に起きるわけではないと気づくと、どういうものが取り違えやすいのか、それはなぜなのかを考えることができる。また同じ言葉でも、ある文脈では理解できないのに別の文脈では理解できるのはなぜなのか、などと考えられるようになる。すると文を読む時のフラストレーションを、パズルを解くような集中力に変えることができる。ネガティブなマインドセットを持っていると、できない部分にばかり注目してしまいがちだが、ディスレクシアの人の多くは、１ページの大半を正しく読み取れる。間違いが起こる確率は、実際には思ったほど多くないと気づけば、自分や他人を責める気持ちが減る。ポジティブに考えれば、気分もよくなる。**「すべて」とか「いつも」という言葉で全体を一括りにせず、「これらの言葉は」とか「こういう時は」のように、特定の例に目を向けることが大事**なのだ。それによって、解決の道が見えやすくなる。

五感に対するマインドセット

目の不自由な人たちは通常の視力を持つ人たちに比べ、聴覚がより鋭く、微妙な音も聞き分ける。また耳が不自由な人の場合、視覚は非常に重要なので、その感度が高められている。周辺視野の見え方も健常者より良好である。その人が基準と比べて何ができるかできないかを判定するよりも、何か特定の領域において優れている人について調べ、その人たちから何か学べないかと考える方がいいのではと私は思う。

つまりこういうことだ。もしある人に何かができるなら、他の人たちも、時間はかかるかもしれないが、できる可能性がある。アインシュタインやモーツアルトを——あるいは目の見えない人や耳の聞こえない人を——「普通でない人」と見るのではなく、その人たちは、人間に、何が可能かを示してくれていると理解するべきである。それなら、歳《とし》を取って視力が衰えたら、それにつれてなぜ聴覚が増していかないのかと、あなたは言うかもしれない。それは、老いることに関して、私たちが強いネガティブなマインドセットを持っているからだ。このマインドセットが、歳を取ると五感は衰えると私たちに確信させている。一方で、耳の不自由な人たちに「視力を研ぎ澄ますことはできない」とか、目の不自由な人たちに「聴覚を発達させることはできない」と思い込ませるようなネガティブなマインドセットは存在しない。

人の活力を最も弱めるマインドセットは、「歳を取ると記憶力が衰える」というものである。実際には誰もがそうなるわけではなく、そういうマインドセットを持たない人たちの記憶力は必ずしも衰えない。このことは、心理学者のベッカ・レヴィ（現在イエール大学）がハーバード大学院生だった頃に、私と一緒に行った研究で明らかにした[7]。私たちは、年齢に関するバイアスを持っている人たちと、歳と共に記憶力が衰えると思っていない人たちに参加してもらって、ある実験を行った。実験の仮説は、加齢に伴って記憶力が減退すると信じている人たちは、実際に記憶力が衰えるというものだ。

この実験には、老若を交えた中国人たちに加わってもらった。中国人は一般的にアメリカ人よりも、高齢者に対する尊敬の念が強く、加齢に伴って記憶力が減退すると考える傾向が少ない。また、老若を交えた耳の不自由な人たちにも、実験に加わってもらった。耳の不自由な人たちは、耳が聞こえる人たちが支配するこの社会で、他に対処しなければならない問題をたくさん抱えているので、加齢に関するネガティブなマインドセットを持つ傾向が低いと考えたからだ。

記憶力テストの結果は、聴覚に問題のないアメリカ人参加者の間では、若い人が高齢者を上回った。これは多くのアメリカ人が、記憶力の衰えを老化に伴う必然的過程と考えていることを反映している。だが耳の不自由な人や中国人参加者たちの場合は、そうではなかった。高齢者の記憶力は若者たちと同様に健全だった。

嗅覚もまた、強化することが可能である。この点に関してもさまざまな実験が行われている。たとえば、犬は訓練によって、がん患者を嗅ぎ分けられるという確かな証拠がある。ヘザー・ジュンケイラらは、4匹のビーグル犬に、健康な人と肺がん患者から採取した血液を嗅ぎ分ける訓練を行った。(8) うち1匹は、この研究の重要性に関心がなかったようだが、他の3匹は、97%の正解率で、肺がん患者を正しく特定することができるようになった。人間もこれと同じように、嗅覚を向上させることができるだろうか。もしできるなら、自分や周りの人のがんに早い時点で気づいて、命を救うことができるかもしれない。

ハト、犬、アリ、ワニなどは、生物学的に非常に鋭い感覚を備えており、人間がそれを獲得することは不可能だという人たちもいる。そうかもしれないが、そうでないかもしれない。たとえば70キロの物体を持ち上げられる人がいるとすると、その人は30キロを持ち上げるのに、筋力を極限まで使う必要はない。同様に、犬が鼻の中に人間の5倍の数の嗅覚受容体を持っているからといって、がんを嗅ぎ分けるのに3億個全部が必要なわけではないだろう。ただ、犬は新しい物好きで、珍しい匂いに惹きつけられる傾向があるが、人間はよく知っている匂いに惹きつけられるという違いはある。しかし人間も、マインドフルになじみの薄い匂いに気づくように学習することも可能なのではないだろうか。

反対意見もあったが、うちの研究室はそれに屈することなく、人の嗅覚を強化することはできないか、もしできるとすればがんの存在を嗅ぎ分けられないか、という仮説を確かめることにした。この仮説は初め奇抜なものに思えたが、それほどでもなかったようだ。私たちが研究計画を作った後、ジョイ・ミルンという女性がパーキンソン病を嗅ぎ分けることができたという新聞記事が出たのである。[9] 彼女は実験において、パーキンソン病患者とそうでない人の着たTシャツを嗅いで、両者を正確に判定できたという。パーキンソン病と判定した人がそうではなかったという「エラー」は1件だけで、しかもその人は、2、3か月後に実際にパーキンソン病を発症した。もちろん、がんとパーキンソン病とは異なる病気だが、人間が病気を嗅ぎ分けられる可能性は確かにある。

この研究は緒についたばかりだ。従って人間が病気を感知するだけの嗅覚を、訓練によって向上させられるかどうかの答えが出るにはもっと時間が必要だ。私たちはがん患者とその配偶者（がんがない人として参加）にTシャツを渡して、それを着て寝てもらうという方法を考えている。翌朝、それらのシャツは別々のジップロックに入れて提出される。それから、嗅覚の演習を行った実験参加者たちにその匂いを嗅いでもらって、がん患者の着たシャツを、まぐれ当たりのレベルを超えた確率で特定できるかどうかをテストするというものだ。たとえ、この演習が効果を著さなかったとしても、それは仮説全体が間違っていることにはならない。単に演習の量や方法を変える必要があるというだけかもしれない。

無限の可能性の世界に住むということは、自分たちも世間の誰もやったことのないことに挑む行動が普通に行われるということだ。だが、一般的でないこと、世の中が積極的に認めないこと、あるいはそれを阻む不文律が存在するようなことに挑戦するのは、思ったほど大変ではない。

「挑戦」という言葉を聞くと、それに伴う苦難や、失敗する可能性の大きさなどを思い浮かべる人が多い。しかしそれよりも、ちょっと一息ついた時などに「成功したらどんな気分だろう」と考える方がいい。そうすれば「さて、どうするか」と自由な発想がわいてくる。

私はこのことを話す時、よくゴルフを例に取る。クラブを振るたびにホールインワンが取れるほどに上達してしまったら、もはやゴルフをする楽しみはない。何かをする時というのは、マインドフルにやって不完全なものに終わるか、まったくマインドレスにやるかどちらかだろう。マインドレスにやったのでは、その経験はただ空しいだけだ。従って**「失敗は成功の不完全な形」**として理解する必要がある。自分があきらめてしまわない限り、「完全な失敗」というものはない。

何年も前のことだが、老人ホームを対象にした私の初期の研究が、ニュース番組の中で紹介されることになった。私は、「挑戦のない生活、誰かが何もかもやってくれる生活を、みなさんはどう思いますか」と視聴者に疑問を投げかけるところからスタートして、その後に老人ホームの映像を出してはどうかと提案した。このアイデアは取り上げられなかったが、私はこの番組の中で、老人ホームの暮らしはマインドレスを促すような環境でいいとせずに、もっと人々が挑戦できるものにすべきだと主張した。

数年前、うちで飼っている救助犬のペソが、来客用に居間に準備しておいた食べ物を食べてしまった。ペソはいつも行儀のいい穏やかな犬だが、その夜はつまり犬らしい、らしく行動したのである。私たちはすぐに彼を叱り、パートナーは、ペソを犬の訓練学校に行かせるべきだと言った。

もし誰かが「ペソに完璧な行儀を求めますか」と尋ねたなら、私たちはすぐに「まさか！」と答えただろう。まあ90％くらいは求めるかもしれないが、100％の完璧さを求めたりはしない。ところが、誰でもそうだが、相手の過ちを見つけた時に、それが残りの10％だとはなかなか考えない。マインドレスに、それを相手の欠点だと思ってしまう。

高齢者に対する態度にも同じことが言える。高齢の親や祖父母がドアのカギを開けるのに手間取っているのを見ると、私たちはついカギを取り上げて開けてしまう。まるで自分はドアを開けるのにもたついたことなどないかのようだ。高齢者が転んだら、私たちは大急ぎで駆けつけて助ける。これはもちろんいい。だがさらに、こういうことが二度と起きないようにしなければと考える。これはあまりいいことではない。また、高齢者が覚えているべき（だとこちらが思う）ことを忘れると、私たちは認知症の兆候を探し始め、以降はささいな物忘れもすべてその証拠として見るようになる。

ペットを檻《おり》に閉じ込めておいたり、高齢者を薬で眠らせておいたりすれば、間違いは起こらないだろう。失敗も転倒もなく、物忘れによる不都合も防げる。だが、美女であれ野獣であれ、生きるということは、「不完全」な状態で、挑戦と不確実性を受けいれることである。そしてどの年代の人も、それでまったく問題ないのだ。

幼い頃、エレベータのボタンに手を伸ばして押すことは楽しい挑戦だった。だが大きくなったら、ボタンを押すことは喜びをもたらさない。「三目並べ」を習ったばかりの頃はとても楽しかったが、毎回勝つか引き分けられるようになったら、もう楽しめない。昨日解いたクロスワードパズルの答えをほとんど覚えていたなら、それを今日またやっても面白くない。何かの試合で毎回勝ちたい人は、子どもを相手にやればいいのだが、実際には、人は保証された成功よりも挑戦の方を好む。面白さは、途中の苦労にあるからだ。

大きな挑戦を前にすると、私たちは威圧感を覚える。しかしどんな挑戦も、小さなステップを1つずつ積み重ねることによって対応できる。巨大な樫の木も小さなどんぐりから育つのである。小さな変化が大きな力をもたらすことは、私の研究のほぼすべてで明らかになっている。高齢者を対象にした私の最初の研究では、老人ホームの入居者に日々のささいな選択肢をいくつか与えただけで、彼らの寿命を延ばすことができた[10]。

また初期の別の研究では、老人ホームの入居者たちに、記憶力に関する実験を行った。看護師の名前などを覚えてもらい、覚えられたら記念品を渡すなどして、覚える行為が当たり障りのない形で重視されるようにしたのである[11]。記憶する内容は、毎週少しずつ難しくなっていく。一般に、人の記憶力は年月と共に衰えると信じられているが、参加した高齢者たちの記憶力は次第に向上していった。**人は思考や期待を少し変えることによって、健康、能力、楽観性、活力を損なわせている行動習慣を修正することができる。私がこれまで四十数年間行ってきた研究はみな、そのことを実証している。**

こういう「不確実性」の持つパワーを、人々がもっと理解して活用するようになれば、「マインドフル・ユートピア」も夢ではないかもしれない。私たちを縛っているのは、ただ過去に誰かが下した判断に過ぎない。それを理解したら、過去の基準で現在や未来を決定するのでなく、この世界をもっと今のニーズに合うように再設計することができる。そうすれば、今まで不可能に見えていたことも、新たな可能性の視点から見直せるのではないだろうか。

何かが漂っている

人が集まる場所で、マインドフルネスが引き出される場所というのはあるだろうか。みなさんの多くも、個人的にそういう経験をしていると思う。たとえば、緑にあふれた美しい庭園、素晴らしい演奏を聴かせるコンサートホール、あるいは神聖な場所などだ。そういう場所に行くと、足取りは遅くなり、心はその美しさや荘厳さを感じ取ろうとする。こういう場所には、人をマインドフルにさせる何かがあるのだろうか。あるいは、人はそこに何か重要なものがあると期待することによって、それに気づくのだろうか。

人々がこういう経験を持っているか、それをどういう状況で経験したのかを調査するのは、質問するだけなので簡単だ。だが、そういう場所に何があるのかを説明するのはまた別の問題だ。現在の科学の理解では、物理的環境にそういう感覚が持続的に存在するメカニズムを、十分に説明できない。だがこれは、風変わりではあるが重要な研究分野である。

クレイトン・マクリントックがハーバード大の私の研究室にいた時、私は彼と共に、その分野に大胆な一歩を踏み出した。「Something in the Air（何かが漂っている）」と後に呼ぶようになった研究だ。参加者たちに、それまで瞑想が行われていた部屋と、それまで使われていなかった部屋に入ってある作業をしてもらい、その仕事ぶりを比較する。知りたかったのは、瞑想が行われた部屋には、仕事のできに好影響を与えるような何かが空中に漂っているかどうかということだ。参加者は3グループに分かれ、全員が事前に簡単な認知機能テストを受けた。そして作業は、テーブルを囲んで12人ほどがゆったり座れる小さい教室を3つ使って行われた。

1つ目のグループは、それまで何人かが洞察瞑想の練習を行っていた部屋に案内される。洞察瞑想というのは、心に生じる思考や感覚に囚われることなく、それらにただ気づくという瞑想法である。およそ45分間の瞑想をした人たちは、スタッフの合図で、静かに目立たぬように部屋を出て建物からも退去した。彼らの使ったテーブルや椅子などは動かさず、部屋の温度も一定に保ってある。

他の2つの比較グループのうち、1つのグループは、人々がそれまでテレビの前に座ってビデオを見ていた部屋に案内される。ビデオの内容は津波の映像、腎臓手術の映像、あるいは高速道路の安全喚起のための映像など、心にストレスを生じさせるようなものだ。こういうビデオを45分見た人たちは、やはりスタッフの合図で、静かに部屋を出て建物から退去した。テーブルや椅子などはそのままである。そして、3つ目のグループは、事前の45分間誰も使っていなかった部屋に通される。

教室の中で瞑想やビデオ鑑賞が行われていた間、68人の参加者たちは、大学構内の別の場所で、グループに分かれて質問票に記入をしていた。スタッフが、これから建物内の他の部屋に移動すると告げるが、その部屋がどういう風に使われていたかは知らせない。また案内するスタッフ自身も知らない。参加者たちは、移動中に話をしないことと、部屋に着いたらその部屋の印象に注意を払うように指示される。

彼らが教室に入って席に着くと、スタッフが以下の2つの点について、11段階の評価をするよう依頼する。「この部屋をどの程度魅力的だと感じますか」（0＝まったく魅力がない、10＝非常に魅力を感じる）、「この部屋に気持ちを高揚させるものを感じますか」（0＝まったく高揚を感じない、10＝非常に高揚させられる）の2つである。その後、タブレットのアプリを使って、スクリーン上に光の環が見えた瞬間にそこをタップする反応テストをした。画面上に約10万分の1秒間現れる光の環に、参加者がどのくらい早く気づくかを測るものである。10回タップしたところで、プログラムが経過時間を記録する。

事前に人々がいてビデオを見たり瞑想をしたりしていた部屋に通された参加者たちは、誰もいなかった部屋に通された参加者たちと比べ、部屋に魅力や活気を感じる割合が高かった。これは、人がいた部屋には何かが空中に漂っていたことを裏づけている。そうでなければ、3つのグループの人々は部屋の印象を同様に感じたはずである。

そしてより重要な点は、反応テストで非常に大きい差が生じたということだ。反応時間の計測はおそらく、もっとも明確にマインドフルネスを測る方法である。マインドフルネスの本質は、これまでの研究でもわかるように**「違いに気づくこと」**だからだ。マインドフルな状態では、いち早く違いに気づくので反応も素早い。瞑想が行われていた部屋に入った人たちは、ビデオ鑑賞が行われていた部屋や、誰も使っていなかった部屋に入った人たちに比べ、タブレット上の変化に対する反応が早かった。後者の2グループには有意な差が見られなかった。

この不思議な実験結果は、人のマインドフルネスが空気中に何らかのなごりを残し、それが他者のマインドフルネスを刺激する可能性があるということを示している。追加調査は行われなかったので、これらの結果はただ「示唆」として理解すべきものだろう。だが、この「何かが漂っている」状況は、いずれテクノロジーが進めば解明されるのではないかと思う。昔は胎児の性を予測することは、単なる母親の勘と考えられていたが、今は超音波検査を使って明らかにわかるのと同様だ。母親の直感は、実は身体が発していた感覚だったのかもしれない。内部の動きはすべて、匂い、汗、エネルギーなどの外に現れる現象と結びついている。

「完全に説明されない」ということは、それが「確かに起きない」ということではない。「何かが漂っている」研究の結果は、現時点ではそれを説明することも理解することもできないが、そこに何らかの因果関係が存在することを示唆している。プラセボ効果も同じだ。なぜそれが効果を表すのか、実はわかっていない。しかしそのパワーは、誰もが認めている。超常現象についても、私はそれを信じるとも信じないとも言えない。説明できないという事実だけでは、信じない理由にならないからだ。テレビをつければ、ニューヨークにいる人たちがうちの居間に現れる。ズームを使えば、遠くの学生や同僚と顔を見て話ができる。こういう現象がなぜ可能なのかを、私はまったく理解していないが、それを当たり前に受け入れている。

もっと普通のことでも、まともな説明が存在しないものがある。食事をするのは、お腹が空くからだ。人は体内の動きを理解し、状況をチェックして、それに「空腹」という名前をつけて表現しているが、どうしてそういうことができるのだろう。一般的に私たちは、さまざまな分析レベルを用いてものごとを定義する。たとえば、神経科学的説明のレベルに落とし込むとか、社会学的ないし哲学的理解のレベルに持ち上げるとかして説明する。だが、それによって果たして本当の理解に近づけるのだろうか。どんな説明も、まだ完全なものではないと私は思う。

「自分はよく知らないのだということを知る」ことの重要性を常に意識していれば、自分は「知らない」ことに気づいていないだけかもしれないと、オープンな心でいられる。不可思議な現象を「ありえない」と考えずに、「まだ確定されていない」と捉えることにより、今日の「ありえない」が、将来の「当たり前」になる道が開かれる。可能性に対してオープンな態度でいることで、損をすることはない。だが不思議な経験を、「説明できない」という理由で切り捨ててしまえば、貴重なチャンスを逃がすだけだ。

第10章

不可能だと決めつけない

生理学はそれらと関わろうとしない。伝統的な心理学も背を向ける。医学はそれらを一蹴する。それが逸話として語られたなら、一部を「空想の産物」として記録するのがせいぜいだ……どのページにも、それらは予言、インスピレーション、悪魔つき、幻想、トランス状態、恍惚、病の奇跡的回復や発症、特異な人間が持つオカルトパワーが周辺の人や物に取り憑いたもの、などという言葉で記録されている。

――ウィリアム・ジェームズ

ウィリアム・ジェームズは、「アメリカ心理学の父」と呼ばれている。私はこの仕事に就いて以来、ハーバード大学の彼の名を冠した建物でほとんどの年月を過ごしてきた。ジェームズは、科学が特異な現象を切り捨ててきたのは無責任だと考えていた[1]。そして科学者たちの、何が可能か不可能かを前もって決めてしまう態度を間違いだと断じた。彼自身は生涯にわたり、あらゆる可能性に対して心を開くように努めていた。私も、彼とまったく同意見だ。有用な変化を手にするカギは、何かが絶対だという思い込みが自由な考え方を閉じ込めていると気づくことだ。

無批判に権威に服従することに関しては、多くの文献が書かれているが、たいていは、制度上の権威に関するものである。もっと日常的な、私たちが疑問にも思わないようなルールや、それを誰が作ったかなどに関するものは少ない。たとえば大学受験で、「我がヒーロー」について小論文を書かされるとする。自分には特にヒーローはいないとか、1人だけ選ぶのが難しいというような時、みなさんならどうするだろう。多分ほとんどの人は、誰かそれらしい人物を仕立て上げるか、適当に1人選ぶだろう。そして、エレノア・ルーズベルトとか、マザー・テレサとか、エイブラハム・リンカーンなどを選ぶ。それより、なぜ自分はそもそも「ヒーロー」を持たないのかを考察するか、なぜ1人を選ぶことが難しいのかを論じる方がいい論文になると思うのだが、そういう選択肢はまず頭に浮かばない。ほとんどの学生は、ただ指示に従おうとする。

私たちは、誰が尊敬に値するかを教えられていて、自分にとって何が意味を持つのかと考えるよりも、与えられた基準を疑いもせずに受け入れてしまう。そして質問に言外に含まれる前提に従おうとする。こういう意味で、すべての質問は誘導的だ。難関の学校や職場を受ける時の面接や書類の質問、力の不均衡がある場における質問などは特にそうである。

病院における力の不均衡についても見てみよう。看護師は、医師の指示が間違っていると思った時、どうするだろうか。地位が上の人間に疑念を伝えるのは難しい。おまけに、従順に従う習慣ができているので、問い返すことなど思いつかない。また患者は、処方された薬に少々副作用がある場合、医師に「別の薬の方がよかったのでは」と抵抗なく言えるだろうか。それとも医者が言う通りに、その薬を1日2回食後に飲み続けるだろうか。あるいは、骨折した脚は「全治6〜8週間」と医者から告げられたとしたら、患者は「半分の時間で早く治ろう」などとは考えもしない。

患者に、治癒期間の平均的予測を言う代わりに、これまでで最も早く治った人の治癒期間を告げたらどうだろう。患者の回復は早まるだろうか。私は、絶対に早まると信じる。私の場合、足のくるぶしを粉砕骨折した時に、医者が「一生足を引きずって歩くことになるだろう」と言ったらしいが、幸いなことに私はその言葉を忘れてしまった。足は最終的にすっかり治って、テニスをする際にも、球をうまく打てるかどうかはともかく、足を引きずる気配はない。

人が自らの自由意思を放棄してしまうのは、多くの場合、マインドレスな「同調」によるものである。「アッシュの同調実験」と呼ばれる有名な社会心理学の実験を見てみよう[2]。参加者たちに3本の異なる長さの線を見せ、別に見せた線と同じ長さのものはどれかを答えてもらう。参加者には知らされていないが、中にサクラが何人か紛れ込んでいて、参加者が答えるより前に、明らかに間違っている答えを言う。すると参加者は多くの場合、その間違いを指摘することなくそれに同調してしまう。

こういうことは、身の回りでもしょっちゅう起こる。たとえばあなたの友人2人が、コロナのワクチン接種は受けないと言う。すると、自分では受けた方がいいと思っていたにもかかわらず、気が変わって先延ばしにしてしまう。逆にワクチンに乗り気ではなかったが、仲良しの友人2人がすでに受けたと言ったら、あなたはどんな気分になるだろう。アッシュの実験の参加者たちが、最初に自分の眼が見たことと関わりなく他者に同意してしまうように、私たちはしばしば周りに同調する。

自分の自由意思を不必要に制限してしまう最も悪い例が、何かが確実だと盲目的に信じることである。人は、何かを知っていると思った途端、他のもっとよい選択肢を考えることを止めてしまう。そういうわけで「しょっちゅう間違うのに、めったに疑わない」ということになる。

マインドレスに何かが確実だと思い込むことは、選択の自由を失うことだ。

私たちは、科学の法則が支配する世界に住んでいる。今や身の回りの多くのことがらは正確に計測することができるが、それをどの程度マインドフルに分析するかで、その有用性が決まる。手段もツールも状況の制約を受けるし、どれほど客観性を持たせようとしてもそこには主観が入る。それなのに「正確さ」と「確実性」を同一視してしまうと、科学はマインドレスになる。科学的な証拠にできることは、可能性を示すことだけだ。しかし往々にして、私たちはそれを絶対的なもののように扱い、基本的前提に疑いを差し挟めなくしてしまう。

私はずっと以前に、そのことを実感した。まだ、認知症に関してほとんどわかっていなかった頃、私は当時「老人性痴呆」と呼ばれていた症状が、過剰にルーティン化された環境に対するマインドフルな反応ではないかと考えた。みなさんはまさかと思うかもしれないが、「老人性痴呆」の状態に優位性があるのではと考えたのである。高齢の人々の奇妙な言動のいくつかは、冗長な日々からのマインドフルな解放かもしれないということだ。自動操縦のような日々を過ごすのと、新奇な思考を持つのと、本人にとってどちらが楽しいだろう。もちろん、認知症が社会的不適応だというのはその通りだ。彼らは周りの人たちを困惑させる。しかしもし、新奇な思考がマインドフルネスによるものと考えたら、マインドフルネスは長寿につながることがわかっているので、奇妙な思考も生物学的な適応行動と言えないだろうか。認知症の人たちはおそらく世の中を常に新しい目で見ているので、実際に長生きするかもしれないと考えたのである。

これはかなり昔の1984年頃のことだ。私はこのアイデアをテストするために、当時うちの学生だったパール・ベック、同僚のロニー・ジャノフ＝バルマン、クリスティン・ティムコらと共に研究を行った。そして、心臓病と認知症があると診断された人と、心臓病はあるが認知症はない人たちのデータを集めた[3]。心臓病のほかに認知症があった人たちは、心臓病だけを持っていた人たちよりも、はるかに長生きした。この論文をある主要な科学ジャーナルに提出したところ、あっさり拒絶された。拒絶の明確な理由は、「ジャーナルは進行中の研究を掲載しない」というものだった。つまり、最終的結論が数字で証明されている論文のみを掲載するということだ。認知症のプラス面を示唆するような研究はこれまで皆無だったので、編集者は、認知症の優位性などあり得ないと思い込んでおり、私たちの論文は進行中で、結論が出ていないと考えたのである。不合理な対応だとその時も思ったし、今もそう思う。科学研究においては、あらゆるものが進行中である。「最終的結論」などというものは存在しない。私たちは、心と身体の結びつきについて、常に新しいことを学び続けている。（ちなみに、この論文は最終的に「Academic Psychology Bulletin」に掲載された)。

「慢性疾患」と呼ばれる病気は数多くあり、それらは「治らない病気」という意味に理解されている。これでは、病気が治癒不能だとされたら、治そうとするのは無意味だということになってしまう。しかし**どんな科学も「治癒不能」を証明することはできない。**科学に証明できるのは、ある人たちにある時点で施されたある治療法が効かなかったということだけだ。つまり、その病気が治るかどうかは不確定であり、「不確定」と「制御不能」ということはまったく違う。さらに言えば、治療を受けずに治ってしまう人々も中にはいるはずだが、医学研究のデータにそういうケースはふつう含まれない。また先に述べたように、自然に治ってしまった人の多くは、そもそも自分がその病気だったことさえ知らない。

どんな実験でも研究者たちは、使用するパラメータに関して、多くの表には出ない判断をする必要がある。たとえば参加者をどういう人たちにするか、いつどんな状況でテストを行うか、独立変数をどれくらいにするかなどだ。これらのパラメータは外から見えないので、不可能性に関する証拠は、可能性に関するものより確実で普遍的に見える。だから私は研究を設計する際には、何かを「不可能」として排除するものでなく、何かが「可能」であることを発見するためのものにする。私たちの研究がめざすのは多くの場合、「○○がこうだ」でなく、「○○にこういう可能性がある」という発見である。

人は「確実性」を求める傾向があるが、現状を無自覚に受け入れてしまうと「変化」に気づかなくなる。視力を補うために日常的に眼鏡をかけていると、裸眼でも見えるものがあることに気づかなくなる。また、心理療法士のところに行くと、今の状況を別の見方で見ることを教えてくれるだろう。ただ、それによってさまざまな見方があるのだと理解すればいいのだが、往々にして、今度はその療法士の示した考え方を新しい真実と思い込んでしまう。

何かを知ったと思ったとたんに、もうそれに疑問を持たなくなる。疑問を持たないということは、選択肢がないのと同じだ。人の経験は常に変化するし、あらゆることは別の視点から見れば違って見えるのだから、自分でも知らないうちに大切なものを失うことになる。その負の影響は広範囲に及びかねない。無自覚に現状を受け入れるということは、新しい道が開けないということだ。

私たちは、完全にマインドレスな世界に暮らしているわけではないが、思うよりはるかに多くマインドレスな経験をしている。

「マインドフル・ユートピア」は、そういう世界とどう違うのだろうか。重要なのは、心と身体の結びつきを理解することによって、感情に振り回されたり、何かの依存症に陥ったり、周囲からの摺り込みや指示に支配される必要はないと気づくことだ。人は自らの運命の主人となることができる。そして健康も私たちの心に左右される。

「マインドフル・ユートピア」では、人は他者の行動に関して一方的な判断を下さない。どんな行動も、当人の視点で見れば意味があると理解している。こういう世界では、人から裁かれる不快さがないので、「こういう時はどうすべきか」とか「ほかの人はどうしているか」を気にかけず、進んで新しいことに挑戦できる。ストレスは大幅に減るだろうし、ストレスが減れば当然健康状態も改善する。

リソースが希少だという不安に支配されない人生はどんな感じだろう。そんなことをちょっと考えてみるのもいいかもしれない。リソースが限られない多様な世界では、社会的比較、予測、決断はさほど重要ではなく、ルールも大した制約ではなくなる。自分の手にしているものが欲しているものと常に同じであるなら、どんな判断をするかは問題ではなく、そうであれば予測の必要もない。そもそも社会的比較というのは、この社会の限られたリソースを誰が手にするべきかを知ろうとして行うものだ。だがリソースが限られていない世界なら、それを手にする人が成功するとは決まっていない。リソースが希少だという懸念のない世界では、厳密なルールも単に従来の慣習に過ぎない。ルールは人を枠にはめるために作られるものだ。そして人は欲しいものを手に入れようとしてルールを破る。手にしているものが望み通りであるなら、ルール破りすら必要ない。

もっとも重要でありながら希少なリソースと思われているのは、健康である。見てきた通り、人の健康は多くが心理によって支配されている。従って、健康を改善することは誰にも可能だ。

私たちは「ユートピア」という言葉を、完璧な状態と捉えがちだが、「マインドフル・ユートピア」を作り出すためには、完璧という固定観念を捨てる必要がある。むしろそれを「不確実な期待」という概念と置き換えた方がいいかもしれない。将来に関して期待をもつことはむろん好ましいことだが、その期待を現状に合わせて、調整したり変更したりするのは自由だ。そういう「不確実性」を完全に受け入れることこそが最良の状況である。

例えば、学校について考えてみよう。人はなぜ、学ぶことは退屈で、苦痛で、面白くないと思い込んでいるのだろう。私たちの研究結果は、マインドフルな学習が活力と喜びをもたらすことを明らかにしている。学習内容に遊びの要素を加えることもできるし、単にマインドフルな学習の仕方を学ばせることもできる。いわゆる丸暗記の学習は過去のものとなる。暗記の苦労はストレスが大きいので、これは健康面でもマイナスである。また、マインドフルな学校においては勝者も敗者もないので、その面でもストレスが少ない。こういう教育を実践するための詳細な方法はさほど重要ではない。学習はそうあるべきだと信じる姿勢の方が重要である。

次にビジネスの世界も見てみよう。ビジネスの世界には、上司からの指示がないと何もできないという強い思い込みがある。だが、私が、オーケストラの指揮者ティモシー・ラッセルと、学生だったノア・アイゼンクラフトと共に行った研究では、必ずしもそうではないことが実証された(4)。この実験では、いくつかのオーケストラに参加してもらった(厳密な意味では違うが、オーケストラもビジネスの形態の1つだ)。私たちは一部のオーケストラにマインドフルネスを指導し、演奏のたびに毎回何かしら新しい工夫を加えるようにと指示した。一方、別のいくつかのオーケストラには、自分がいいと思う演奏を毎回同じように行うように指示し、それをマインドレスな演奏と定義した。演奏は録音して、この研究の内容を知らない人たちに聴いてもらった。その結果、人々はマインドフルな演奏の方をはるかに好んだ。私はこの結果について論文を書きながら、この発見はさまざまな分野のリーダーたちに、新しいアドバイスを提供できるのではと思った。メンバーのそれぞれが、新しい音楽的気づきを積極的に求めながらマインドフルに演奏に取り組むと、より優れた調和のとれたパフォーマンスとなる。教師もそうだが、リーダーにとっても一番重要な仕事は、導く相手にマインドフルネスを奨励することだろう。

また人を採用する際の職務資格に関する従来の考え方も、少し幅を持たせるようにすれば、これと同様に豊かな可能性が生じるのではないだろうか。そもそも、ある特定の仕事に関して完璧な経験を持つ候補者などはいない。たとえば、教師たちが受けてきた研修は、将来の状況ではなく過去の状況に合わせた内容だ。国際的企業のCEOになろうとする人たちは、これまで彼らが経営していた会社とはまったく違う会社を、今後切り盛りして行かなければならない。教師や社員を雇おうとしているなら、過去の仕事で力を発揮していた人たちをマインドレスに雇うより、強みを持つ人を雇って、その強みに合うように今後の仕事をマインドフルに調整する方が、成功につながるだろう。そうすれば全員がなんらかの強みを職場に持ち寄ることになる。またもうひとつ重要なことは、マインドフルな学校や職場を作ることによって、現在の問題を解決するのに過去のソリューションを使う、という過ちが避けられることだ。成功がもたらされれば人々のストレスが減り、よりよい健康につながる。

健康への新たなアプローチ

何十年も前、老人ホームのコンサルティングをしていたことがある。私は白衣を着ないので、正規の関係者であることを示すために、クリップボードを持ち歩いていた。やがて、そのボードを使う折はなく、単に立場を明らかにするために持っているのだと気づき、それを家に置いて出かけるようになった。敬意を払われるとしたら、肩書よりも行動に基づくものでなければと思ったのである。そして意外にも、「研究者／コンサルタント」という看板を下ろし、ただの人としてそこで過ごすようになると、ここに通うことの意味や、人々から学ぶべきことがたくさん見えてきた。

医者たちも、白衣は医療行為を行う時だけ着る方がいいのではないだろうか。病人の様子を見に病室に立ち寄る時などは、普通の服装の方がずっと親しみが持てる。医者はこうあるべきとマインドレスに思い込んでいる職業的態度から、人柄を反映した態度に変わるからだ。そうすれば医者と患者の人間関係が、もっとポジティブなものになるだろう。

「マインドフル・ユートピア」では、医者たちは単に服を変えるだけではない。患者の症状、態度、総合的な幸福感などの詳細な変化にしっかり注目する。それによって医者も看護師も、マインドフルに積極的に仕事に取り組むようになるので、燃え尽きることもない。マインドフルな医療スタッフと接する患者は、自分の言葉がちゃんと届いていると感じて自信を持つ。さらに重要なのは、医療者が症状の変動性に注目することで得られた情報をもとに、患者のケアを改善し速やかな回復につなげられることだ。

　患者たちも自らの健康管理の主たるメンバーとして、症状の変動性に注目するだけでなく、すべてにマインドフルに関わるよう指導される必要がある。健康維持においては、さまざまな選択が重要となる。**患者は、自分も医療スタッフの責任あるパートナーだという自覚を持たなければならない。**

「マインドフル・ユートピア」に関して一番大事な点は、人々が考え方を柔軟に変え、選択肢を生み出し、その中から決断できるということだ。自らの人生にコントロール感とオーナーシップ感を持って暮らすことで、その有益な効果を得られる。

　人々の間にマインドフルネスが普及するにつれ、それを批判することで名前を売ろうとする人たちが出てくるようになった。だから、あるジャーナリストがインタビューの中で「マインドフルネスは一時的な流行に過ぎないのではないか」と聞いた時も、私はそれほど驚かなかった。私はこう聞き返した。「あなたは毎日パンを焼きすぎて焦がしていたとします。誰かがトースターのダイヤル設定を変えればいいと教えてくれました。あなたはその後、また以前のようにパンを焦がすようになりますか？」

自分にとって有用なことを習ったなら、それは一時の流行などでは終わらない。その人の生き方になるのである。

マインドフルな医療

医療ミスは実によく起こる。どれほど優秀で優しい医療者も人間であり、人間がミスをするというのは驚くことではない。看護師も医者も、睡眠不足の日があるだろうし、ストレスを抱えていることも、個人的事情で悩んでいることもある。そして何より、人間はしばしばマインドレスである。社会心理学者でベストセラー著者のロバート・チャルディーニがこんな逸話を語っている。ある看護師が医者から、患者の「R-ear」（右の耳）に薬を入れるように指示するメモを渡された。ところが彼女はそれを「rear（end）」（お尻）と読んでしまったという。[5]

医学の教育は医者や看護師に、意図せずにマインドレスを促していることが多い。教えられた知識は多くの場合、不変で絶対的なものと見なされ、そこにはわずかの疑いも不確実性も含む余地がないかのようだ。患者は想定された図式や分類表に従って分類される。ジュネーブ大学病院の医学博士シャハル・アルジーらは、医者たちが、誤解を導く詳細をたった1つ与えられただけで、間違った診断に行き着いてしまうことを実証した。[6]彼らは研修医たちに、患者の症状に関する情報を記したものを10件見せ、診断を行うように言った。どの情報にも誤解を導くような詳細が含まれている。たとえばその1つでは、スキー事故を起こした若い女性が痛みを訴えている。彼女の痛みは非ホジキンリンパ腫によるもので、示されたデータからそれは明らかだった。ところが誤解を導くようなスキー事故の詳細も同時に書かれていたため、研修医たちは診断を誤った。この研究では、誤解を導く詳細が含まれている場合、90%の確率で誤診が生じることが明らかにされた。

人はマインドレスな時には間違いを犯しやすく、しかもほとんど疑いを持たない。医者も一般の人と同様に、「ものごとの不確実性」を、例外ではなく通例として受け入れれば、より有効な診断ができるだろう。「自分は確実には知らないのだ」ということを知っていれば、目の前の状況にもっと注意力を集中できる。

外科医で執筆家のアトゥール・ガワンデは、医療ミスを減らす方法を研究する最前線にいる人で、手術の手順チェックリスト作成のパイオニア的存在でもある。手術チームはこの標準的手順に従うことによって、患者の状態に大きく関わる詳細な点をマインドレスに見落とすことがなくなる。(7) 彼は医療チームに、どんな医療処置も実行前にチェックリストの重要ポイントを確認することを義務づけた。たとえば切開手術の前には、患者に感染防止の抗生剤を与えたかなどを確かめる。ガワンデはこれまでに、8つの病院における約1000件の医療処置についてデータを収集した。その結果、このチェックリストの使用によって、ミスが50%も減ったことが明らかになった。

だが当然ながら、チェックリストがマインドフルネスを約束してくれるわけではない。チェックリストの質問項目も、見慣れてしまえば注意を払わなくなる。空港で所持品に関するチェックリストに答える時と同じである。最初の2、3の質問に答えた後は、答えはすべて「ノー」でいいらしいとわかるので、残りはろくに読まなくなる。「空港で誰かにスーツケースを見ていてもらいましたか／ノー」。「スーツケースの中に武器を入れていますか／ノー」。

こういう「イエス／ノー」で答えるチェックリストではなく、もっと微妙な答えが必要な質問にしたらどうだろう。たとえば、「患者は意識がはっきりしているか」と聞く代わりに、「患者の意識はどの程度はっきりしているか」と聞く。こういう評価を行うために、医療スタッフは患者をより注意深く観察するようになるだろう。「患者の瞳孔はどのくらい開いているか」というような質問をすれば、さらに詳しい観察につながるに違いない。

効果を発揮するメンタルヘルスの分野

質問が単なる「イエス／ノー」の場合も、連続したスケールで答える場合も、チェックリストというのは、答える人が質問の目的を知っていることが前提となっている。従ってどうしても、先入感に基づいて答えを判断することになる。場合によっては、従来のカテゴリーに当てはめるのでなく、カテゴリー分けされていない生のデータを集めて、そこからどんな新しいことが読み取れるかを見る方がいいかもしれない。こういうアプローチの仕方が最も有望なのがメンタルヘルスの分野である。

精神疾患が診断されずに放置されると、抑うつ状態の患者はもちろん、その家族、隣人、同僚にとっても、重大な健康リスクになりかねない。だが、そういう疾患の兆候を持つ人を特定するために個別スクリーニングを行うというのは、費用も時間もかかるし、しばしば正確さに欠ける。何より精神疾患というのは、必ずしも既成のカテゴリーに分類できない。

以前私の学生だったアンドリュー・リースの博士論文のテーマは、ソーシャルメディアのデータの中に精神疾患の予測マーカーを見つけられないかというものだった。[8] 彼はまず、ツイッターとインスタグラムに投稿された文章と画像をスキャンして解析し、うつやPTSDの発症リスクを持つ人を特定できるかどうかを調べた。彼がチェックした投稿のデータは膨大なもので、ツイッターが27万9951件、インスタグラムが4万3950件である。彼は、色解析、顔検出、意味解析、自然言語処理などのツールを使って、投稿された写真と文章から、抑うつの予測に役立つ特徴を捉えようとした。症状のデータを既存の診断カテゴリーに当てはめるのではなく、生のデータ（写真や文章）の中から、新しい、だが一貫して存在するパターンを見つける試みである。

アンドリューの、コンピュータを駆使して、健康な人とうつ状態の人を見分けるという試みは最終的に成功した。その結果は、一般開業医がカテゴリー分類に基づいて下す診断能力に比べて、同等ないしさらに正確なものだった。医者からうつと診断される前に投稿されたケースに限ってみても、結果は同様だった。ツイッターの場合は、医者が診断を下す数か月も前にうつ症状が特定できることが明らかだった。

精神症状を早めに見つけ出すことの利点を考えてほしい。早く気づくことができれば辛い思いもずっと減り、病院での治療も不要かもしれない。もちろん、古い情報をもとに作成されたコンピュータプログラムに、マインドレスに頼るようになってしまう懸念は常にあるので、人間の介入が不要になることは決してない。

可能性を広げるマインドフルな病院

ストレスが「ナンバーワン・キラー」であると言えば、現在のほとんどの医療関係者は異を唱えるだろう。だがストレスが「健康に有害」だと考えない医療関係者はあまりいない。それなのに、病院という場所や医療全般を、よりストレスのないものにするにはどうすればいいかという議論はまったくされていない。私たちは、マンモグラフィや胸のレントゲンなど、いろいろな検査を受けるために病院に行く。あるいはけがや病気など、さまざまな理由で病院に行く。病院は、人を癒すための場所ということになっているが、実際には病院に足を踏み入れると恐怖がわいてきて、さらに気分が悪くなりかねない。また、自分よりも症状の重そうな人たちにどうしても目が行き、自分もああなるのかと思ってしまう。建物内は消毒が行き届き、医療関係者が深刻な表情で早足に行き交う。これもまた陰鬱で不吉な雰囲気を生み出している。どう考えても、ぜひ行きたいような場所ではない。

これがICU内部というなら、それも納得できる。しかし病院内のその他の場所が、これでいいのだろうか。小児科病棟は、カラフルで気持ちが明るくなるように作られていることが多い。カラフルな色や楽しさは、治療の真剣さと矛盾しない。だが大人のがん病棟などは、まったく異なる無機質な場所だ。大人になったら、元気が出るような環境が不要になるわけではないだろう。

では、マインドフルな病院とはどういうものだろう。それは、病気と死に関わる患者の不安を和らげ、患者がどう生きるかを学ぶ場所であるべきだと私は思う。

まず医療のすべての局面に、家族や患者にとって大事な人が関われるようにすることだ。自分の経験から言っても、家族などはいろいろな場面で患者の役に立てるのに、普通は病院の中で何もさせてもらえない。母が入院していた時、せめて私がレントゲン室までストレッチャーを押すくらいのことができたら、母娘双方にとって安心感と慰めが得られただろう。だが保険の規約に関わるとかで、それは許されず、スタッフが来るまで待たされたが、やってきたのは17歳の女の子だった。

家族が患者のそばにいることの重要性がもっと理解されれば、子どもを持つ親が病気になった場合、病院が保育グループと連携することもできる。そうすれば患者は入院中に子どものことを心配しないですむし、大事な局面で親子が会うことも可能になる。

マインドフルな病院は、同様の病気を経験している患者同士のつながりの重要性も理解している。患者たちは希望すれば、さまざまなグループ活動に参加することができる。たとえば、椅子に座ってできるヨガ、メディテーション、マインドフルネスの練習、カードゲーム、話し合いグループなどだ。患者はこうして孤立することなく、入院当初から友達作りを奨励され、互いを支える方法を見出していく。社会心理学研究の多くが明らかにしている通り、私たちの健康にとって周囲の支えはきわめて重要である。

物理的環境もまた、幸せと健康にとって大切であることは言うまでもない。だから、マインドフルな病院の内部は明るい色に満ちている。病院というより、スパのように見えるかもしれない。患者たちには、病院ではなく、どこかの庭や居間やキッチンで過ごしていると考えるよう勧める。スウェーデンのチャルマース工科大学ヘルスケア・アーキテクチャ・センターの元教授、ロジャー・ウルリッヒは、庭を見下ろす窓のある病室の患者たちと、窓の外がレンガの壁の患者たちを比べる研究を行い、前者の方が回復もより早く、痛み止めも少なくてすむという事実を発見した(9)。

マインドフルな病院の使命は、人々の健康と病気回復の可能性を持続的に大きく広げることだ。すべての病院スタッフが目指すべきは、単に患者の寿命を何年か延ばすことではない。患者の日々がより生き生きしたものになるよう働きかけることである。

不可能ではない

30年近くも前のことだが、友人に勧められて面白半分でイリドロジスト（虹彩学者）に会いに行ったことがある。イリドロジーというのは、代替医療の1つで、瞳の虹彩の特徴から健康状態を判断するというものだ。友人に教えられるまで、そういうものが存在することも知らなかったが、私は興味を覚えた。イリドロジストは私の眼の光彩を撮影して、胆のうに少々問題があると言った。実はその1週間前、私は腹部の痛みがなかなか取れずに、胃が悪いのかと思って医者に行ったところだった。実際には胆石が原因で、スープやゼリーなどを取りながら1週間仕事を休むように言われていた。私は、このイリドロジストが目の写真からそれを読み取ったことに驚いた。だが、本書をここまで読まれたみなさんは、私がそれを「あり得ないこと」と思っていないとおわかりだろう。体内のどこかのレベルで起きていることは、何らかの形で全身に起きている。今の私たちが、それを確認するツールをまだ持っていないか、それを探さなければと思っていないだけだ。

強いマインドセットが働くと、ごく単純な状況においてさえ人の能力が阻害されることがある。今ではすっかり有名になった「見えないゴリラ」という実験がある。ダン・サイモンとクリス・チャブリスがハーバード大学にいた時に行ったものだが、これがよい例である。彼らは、実験参加者たちにバスケットボールの試合のビデオを見せた。その試合中に、ゴリラのぬいぐるみを着た人間がコートを横切る[10]。驚いたことに、大半の参加者たちがゴリラに気づかなかった。ダンがセミナーでこの結果を発表した後、私たちは実際にゴリラに気がつく人たちはどういう人かを知るための、小規模調査を行った。参加者たちのうち1つのグループには、あらかじめ次のように話して、マインドフルであるように指示した。「みなさんには今から、バスケットボールの試合を見ていただきます。バスケットボールの試合は、ある点ではみな同じで、だからバスケットボールという名前がついています。しかし、それぞれの試合がみな異なるというのも確かです。ビデオを見ている間、この試合がほかの試合とどこが同じでどこが違うか、よく注意を払ってください」。一方、別のグループの参加者たちには何の指示も与えず、ただビデオを見せた。その結果、マインドフルに見るように指示された参加者たちの大半が、ゴリラに気がついた。

ダンとクリスの研究は、本書の第9章で説明した実験の、もっと手の込んだバージョンだ。人々にごく見慣れた文（ただし1文字が重複している）が書かれたカードを見せると、ほとんどの人はミスに気がつかないというあの実験である。正しく答えた人に賞金が出ると言っても、カードに書かれた単語数を尋ねても、やはり気づかない。ところが、実験の直前に瞑想を行った参加者たちは、みなミスに気づいた。またマインドフルな人と接した人たちも、ミスに気づいた。

この「見ているのに見えない」という状況は、科学の世界にも存在する。ニューヨーク大学計算医学研究所のイタイ・ヤナイと、ドイツのハインリヒ・ハイネ大学計算細胞生物学研究グループ主任であるマーティン・レルヒャーは、実験参加者たちが強い憶測を持っている場合に、明らかに見えているものさえ見落とすことを発見した。[11] つまり、**人には、見ようとしているものだけが見え、それ以外のものは目に入らない**傾向があるということだ。彼らは参加者たちに、1786人分の体格指数（BMI）とその人たちが1日に歩く歩数に関するデータだと偽って資料を渡し、1人を1つの点に置き換えてデータをグラフ化するように依頼した。出来上がったグラフは、ゴリラの形になるようにしてある。参加者のうち、結果に対して強い仮説を持っていた人たちほど、ゴリラの形に気づかない傾向があった。憶測が強いほど、実際のものが目に入らなくなるのである。医者が患者のカルテを読む時も、マインドフルを意識していないと、憶測に縛られて重要な情報を見落としかねない。

マインドセットは、見えるはずのものが見えないという問題以外にも、別の問題を生じることがある。心理学者のダン・ウェグナーは、人は何か（例えばシロクマとか）について考えないようにと指示されると、どんなに努力してもその思考が戻ってきてしまうことを明らかにした。[12] この現象は「シロクマ効果」として知られている。

私は、これはシロクマに関して先入観を持っている人にだけ起こるのではと考えた。そこで学生たちと共に、それをテストしてみることにした。参加者たちのうち、1グループには1匹のシロクマの絵を見せ、他グループには4種類の様子の異なるクマ（痩せたクマ、太ったクマ、年寄りのクマ、若いクマ）の絵を見せた。それから、どちらのグループにも「シロクマのことは考えないようにしてください」と指示した。後者のグループは、どのクマのことを考えてはいけないのかがはっきりしないので、いわば選択肢があり、その結果マインドフルでいられた。一方、前者グループの人たちは、この指示に従うことが困難だった。この発見が健康にどう関わるかというと、**「人は思った以上に自分の思考をコントロールできる」**ということだ。たとえば「このがんは治るだろうか」とか、「高血糖がなかなかコントロールできない」などということを、考えないようにしようと努めるより、別の形で考える方がいい。私たちはどのように考えるかを、選択することができる。もう一度落ち着いて考え直すことも、別の視点から見直すこともできる。それによって、新たなレベルの自己コントロール力を発揮することが可能になる。

第11章

マインドフル・ユートピア

人は翼を持って生まれてくる。それなのになぜ、一生地を這って生きようとするのか。

ルーミー

世の中に絶対確実というものはない、ということは、ほぼすべてのことが可能だということではないだろうか。ジョージ・バーナード・ショーの描いたイライザ・ドゥーリトル（ロンドン下町の花売り娘だったが、ヘンリー・ヒギンズの指導で上流階級の婦人に変身した）にしろ、ロッキー・バルボア（三流ボクサーから世界チャンピオンになった）にしろ、私たちの文化には、こういう大変身の例が数えきれないほどある。人気のストーリーの多くがそういったテーマである。ところが、変身物語を信じる割には、人は自分自身にその可能性を当てはめようとしない。

意識的な思考のほとんどは、既成の情報を杓子定規に理解するものだ。加齢とは喪失の過程に過ぎないとか、ある人は他の人たちより人間としての価値が高いとか、慢性病は治癒しない、などと考える。だが、マインドフルな生き方を心掛ければ、こういうこり固まった考え方を超えた先に、健康な暮らしの可能性を見出すことができる。そして同時に、それまで目を向けなかったさまざまな可能性にも道が開けてくる。

どんな年代の人も、わずかな介入によって、いろいろな面で今よりはるかに高いレベルの成績を上げられることを示すデータが数多くある。１９６８年にロバート・ローゼンタールとレノア・ジェイコブソンが実施した重要な研究で、「ピグマリオン効果」に関するものがある。彼らは、教師の生徒に対する期待の大きさを変えることにより、ごく普通の子どもを抜きん出た存在に変えられることを示した。[1] 彼らは何人かの小学生をランダムに選び、教師たちに、この子たちは「ダイヤの原石」だと伝えた。それを聞いた教師たちは、その子たちの隠れた才能を期待し、自分がそれを引き出して伸ばせるかもしれないと考えた。学年末、その生徒たちのIQは大幅に向上していた。「可能性がある」という認識が結果を変えたのである。これはプラセボの働き方と似ている。だが教育現場の実情は依然として、生徒たちのほとんどが、自分は能力が足りないと思わされている。

私たちは、「自分はできるだけのことはやっている」と思いがちだ。だがまったくそうではない。自分自身に対する期待も、互いに対する期待も、あまりに低すぎる。身体能力、知覚能力、健康、認知能力など、いずれに関してもそう言える。もし100点満点の能力テストで30点を取った人が、次に50点を取ったとすれば、能力向上はわかりやすい。だが、成功を「直線的に向上して到達するもの」だと頑なに信じていると、2回目のテストの点がさらに悪かった場合に、成功を信じるのが非常に難しくなる。しかし一般的に、成功とはまっすぐな線を辿って成し遂げられるものではない。うまく行く時もうまく行かない時もあるが、それでも努力を続けていると、前よりうまく行くことが増えてくるのである。

私たちが受ける評価は、テストの成績に限らない。考え方もまた評価される。だがその評価の基準は何だろう。ものの見方が一般の人と異なっていると、無理に規範に引き戻されたり、あざけりを受けたりする。ガリレオは当時の支配的な世界観に異を唱えたために、異端者と見なされて終身刑を言い渡された。これほど世界を揺るがす異論は、めったに出ないだろうが、世の中と違った考え方をすることを恐れて、マインドレスな生き方に閉じ込もってしまう人は多い。

こういう制約は早いうちから教え込まれる。両親や教師の態度と社会の風潮が、子どもに高い期待を持たせない。16歳で飲酒ができない理由は、適量を判断する知恵がまだ備わっていないからだと言う。大人にも、カジノでギャンブルをして遊ぶなら、依存症に注意が必要だと注意する。これらの警告や制限に共通するのは、予防に重点が置かれている点だ。確かに16歳に一切酒を飲ませなければ、問題は起こらないだろう。大人もギャンブルをしなければ、依存症になることもない。しかしこれはよりよい文化を作るための最善の方法だろうか。私はそう思わない。むしろ適量を飲むことのできる16歳からその姿勢を学び、カジノの夜を楽しみながら節制を失わない大人からその秘訣を学ぶ方がいい。最悪のケースを示して脅かしたり、規範を示して強制したりするよりも、成功している例を見せて、誰でも大切なことを守りながら上手に楽しめるのだとわからせるべきである。

昨今は、何かに抜きん出ている人がいると、「スーパー」というラベルを付けて呼ぶ。たとえば味覚が優れている人を「スーパーテイスター」、嗅覚が優れている人を「スーパースメラー」という具合だ。あるいは「天才」とか「優等生」などのラベルを貼る。すると、その他の人は、自分はとても彼らのようにできないと思ってしまう。だが果たしてそうだろうか。

たとえば、前述の「時計の針を巻き戻す実験」が行われるまで、視力は歳と共に衰える一方だと一般に信じられていた。そうでない例を知っている人も中にはいるかもしれないが、加齢による衰えは生物学的に決められた真実だというのが、一般的見解だった。ところが、ごく普通の成人たちを対象にして行った実験で、視力が改善することが示された。これは私たちの多くにとって、重要な教訓だ。

参加した男性たちは、若い自分を体現することによって、高齢の人たちも一般に考えられているよりずっといろいろなことができることを示した。これは、若者にとっても同様なのかもしれない。もし彼らが将来の自分を体現してみたら、つまり時計を逆にではなく前に進めてみたらどうなるだろう。今の彼らの年齢ではとても対処できないような状況において、成熟した洞察力や思慮深さを示す行動が取れるだろうか。私も研究所のメンバーも、これは可能ではないかと考えていた。このテストは実現には至らなかったが、私たちは、彼らが若者固有のマインドフルネスを失くすことなく、成熟した行動が取れるに違いないと思っている。

まとめて言うと、**本書で紹介してきた研究のすべてが、私たちが不可能と信じ込んでいることの多くは実際には可能なのだということを示している。視力や聴力の向上も可能だし、慢性症状を改善に向かわせることもできる。心の持ちようを変えればストレスも軽減し、人に対す**

る批判的態度も減る。そして何より幸せな気分になれる。集中トレーニングも不要で、費用もかからない。

誰でも、年齢にかかわらず、自分で思っている以上の可能性を持つ。友人でシンガーソングライターのゾーイ・ルイスはこう歌う。

歳を取ったからといって遊ぶのをやめないで……老け込むのは遊ぶのを止めてしまうから……いくつになっても人は若くいられる……歳相応にしなさいなんて言う人は、本当は何もわかってない。ワインやチーズじゃないのだから、何年経ったかなんて問題じゃない。人生の黄昏がダイヤモンドの輝きのように、微笑みながらあなたに降り注ぐ時、すべてやり終えたと思っている人は、ぜひ思い出して。これからも常に、新しい何かが見つかるっていうことを。

若くても歳を取っていても、人生を充実して生きるのに遠慮はいらない。私たちはいつでも、**好きな年齢を選んで生きることができる**。それも今すぐ始められる。

多くの人が「不確実性」の力を理解してそれを活用するようになれば、「マインドフル・ユートピア」の実現も思ったより近いかもしれない。まずは、自分が旧来のマインドレスな決定に縛られていると気づくことだ。そうすれば、過去に現在や未来を決めさせるのではなく、現状を見直して自分のニーズに合うものに作り替えることができる。すると、これまでの「不可能」が、新たな「可能性」に道を譲る。すべてを先入観で憶測するのは、そろそろやめにしよう。あなたは**自分の人生物語を、主人公として生きるべきだ。**

私たちは、世の中の優れた能力は希少だと思い、自分が浮かび上がることはないと思い込んでいる。あの人たちのように大胆なリスクは取れない。重要な決断をするのは自分には無理だ。自分は正規分布の右端の少数派ではない。こういう考え方が「縦社会」を生んだのである。そこでは人は常に、誰が自分より上で、誰が自分より下かを意識する。

行動の根底にあるこういう考え方に疑念を抱くようになると、縦社会を横にもできると気づく。私たちは確かにそれぞれ違っているが、それは、いいとか悪いという絶対的な意味ではない。

私は2人の孫エメットとテオが5歳の時に、彼らのために、サラ・リー・ケーキの古いコマーシャルソングに合わせて歌詞を書いた。曲もそれほどよくないし、私の歌を聞かずにすむ読者のみなさんは幸運だ。でも私は、これをしょっちゅう歌っていて、学生たちにも聞かせる。ここに含まれている考え方がとても重要だと思うからだ。

誰もみな、何か知らないことがある。でも誰もみな、何か別のことを知っている。
誰もみな、何かできないことがある。でも誰もみな、何か別のことができる。

ある日、私たちが車に乗っていた時、テオが口笛を吹き始めた。私は「テオ、口笛が上手ね」と言った。この時、エメットが「おばあちゃん、テオが口笛を練習していた時、僕は別のことを練習していたよ」と言った。

彼らがこれからもこのように、自分が人より何か劣っていると感じることなく生きていってほしい。そして、心と体が調和したマインドフルな大人に成長してくれることを祈る。

謝辞

最終稿に至るまでに何度も書き直しや変更を経てきたので、大変多くの方々にお世話になった。最初、回顧録として書いていた時には、ドミニク・ブラウニング、ローリー・ヘイズ、パメラ・ペインター、フィリス・カッツなど、優れた作家の友人たちにアドバイスをいただいた。個人的な冒険談を公開し過ぎていないか、他のエピソードが読んで面白いか、などと意見を聞いたのである。

本書は『The Power of Mindful Learning』（邦訳『ハーバード大学教授がこっそり教えるあなたの「天才」の見つけ方』『On Becoming an Artist: Reinventing Yourself Through Mindful Creativity』、『Counterclockwise: Mindful Health and the Power of Possibility』（邦訳『ハーバード大学教授が語る「老い」に負けない生き方』）などの著作を手伝ってくれた親しい友人のデイヴィッド・ミラーのアドバイスにより、初めは私の「思考を辿る回顧録」として書き始めたものだ。私の過去の考え方から現在の新しい考え方に至る道を振り返るのに、その形がふさわしいということになったからだ。

ところが書き出すと、新しい考え方が次々に出てきて大半を占め、「思考の回顧録」は本書のような形になった。私の尊敬する同僚であり、友人であり、研究室のメンバーであるフィリップ・メイミンとスチュー・アルバートとの果てしない議論が、ここまでの道のりをエキサイティングで充実したものにしてくれた。彼らのアイデアは時として、私自身のものより奇抜だったからだ。私はまた特に、親しい友人であり研究者の、レノア・ワイツマンに感謝している。彼女は、原稿の文章すべてに目を通して丁寧にコメントしてくれた。

さらに、私の研究室のこれまでの研究員、ポスドク、大学院生、学部生たちみなに感謝したい。彼らの多くは、今はもう教授となって自分の研究室を持っている。彼らこそが、私の研究を発展させ改善させてきた立役者たちだ。本書の研究に関して、もっとも重要な役割を果たしたのは、ジョン・オールマン、ピーター・オウングル、コリン・ボスマ、ステイス・カンパロ、ベンシオン・チャノウィッツ、ジェウ・チョン、マット・コーエン、アリア・クラム、ローラ・デリゾンナ、マヤ・デジェック、ミシェル・ダウ、ノア・アイゼンクラフト、モフセン・ファテミ、アダム・グラント、キャリン・ガネット＝ショヴァル、キアラ・ハラー、ローラ・シュウ、アンドリュー・キルルタ、レン・コア、ベッカ・レヴィ、クレイトン・マクリントック、ミネア・モルドベアヌ、クリステル・ニウメン、クリス・ニコルス、ジェイ・オルソン、フランチェスコ・パグニーニ、デボラ・フィリップス、アンドリュー・リース、ダーシャ・サンドラ、ウェンディ・スミス、ロラリン・トンプソン、ジョニー・ウェルチ、ジュディス・ホワイト、ライアン・ウィリアムズ、リアト・ヤリーブの諸氏である。

私はまた、ジョナ・レーラー、リサ・アダムス、それにランダム・ハウス社の編集者であるマーニー・コクランに心から感謝している。この方たちの優れた編集能力なしに本書は完成しなかった。そして最後に、初めの著書『Mindfulness』（邦訳『心の「とらわれ」にサヨナラする心理学：人生は「マインドフルネス」でいこう！』を共に手掛けた、故マーロイド・ローレンスに感謝の言葉を捧げたい。卓越した編集者で、良き友人でもあった。ついこの間まで、私が無謀な一歩を踏み出しそうになるのを止めてくれたのは彼女だった。

本書の回想が明らかにしているように、過去から今に至るまで、本当に支えになってくれる家族がいたおかげで、すべての人にとって豊かな世界を作るにはどうすればいいかについて、良くも悪くも自分なりの独創的な考えを深めることができた。家族の一人一人に、心からの感謝と愛を送りたい。

訳者あとがき

ハーバード大学のエレン・ランガー教授は、心理学の世界ではレジェンド的な存在だ。ことにポジティブ心理学の発展に多大な貢献をし、40数年にわたりライフワークである「マインドフルネス」を追求し続けた。「ポジティブ心理学の母」「マインドフルネスの母」と呼ばれる所以である。

本書は当初、「思考の回顧録」という形で書き始めたものだという。それにマインドフルネス研究の発展の過程とそこから生まれた著者の洞察が肉付けされたもので、結果的に大変中身の濃い「マインドフルネス研究の集大成」ともいえる本が完成した。

従って本書には、著者のこれまでの人生における様々な私的エピソードが語られており、それらのできごとの1つ1つが、著者の「マインドフルネス研究」にインスピレーションを与えてきたことが読み取れて興味深い。

著者は「マインドフルネス」を、「意識を今ここに集中する」という一般的なマインドフルネスの概念からさらに発展させ、「新しいことや変化に積極的に気づくこと」と定義している。

この考え方の根底にあるのは、「ものごとに絶対確実ということはなく、しかもすべては絶えず変化している」という真理で、東洋的な考え方に近いように思う。人はマインドフルにそれに気づくことで、ふだん無自覚に受け入れている制約や縛りから解放され、自由な精神と健康を手にすることができると説いている。

「心理が肉体に及ぼす影響」というテーマを追求するきっかけとなったのは、著者の母のがんとの闘いを間近で見たことだった。著者はそののち、有名な「時計の針を巻き戻す実験」(年齢を重ねた人たちが、気持ちの持ちようで身体的に若返っていくことを証明した)を行って、「心と身体の一体性」を明快に実証する。そしてその後も、数多くの研究により、様々な方面からそれを裏付けていった。

著者は、心と身体のつながりを理解することは、医療の場面において特に重要だと述べ、「マインドフルな医療」を提唱している。また患者自身も自らの症状の「変動性」に注目し、主体性をもって治療に参加することが、症状改善と健康維持に有効であると強調する。

本書の特色ともいえる著者自身の数多くのエピソードは、著者の率直で飾らない人柄を反映して、読んでいて実に面白い。中には成功した話ばかりでなく、失敗談も、ひやひやするような経験談も出てくる。著者の徹底的に前向きで果敢な研究態度や生き方は、胸がすくようだ。旧弊な規範に縛られることなく、常に新しい可能性を見出してはそれに挑み続ける著者の姿勢は、76歳になった今もこれまでと全く変わらない。まさに「老化は当人の心が決める」「失敗は成功の不完全な形」と言い切る著者の信念を体現していると言える。

本書には、マインドフルネスと身体の関わりを追求し続けた著者の、知見を凝縮した言葉や洞察が数多く示されている。身体に何らかの不調を抱えておられる方はもとより、どなたもみな本書の中で、目が開かれる思いがする考え方と出逢うに違いない。私もこの本を訳す機会を得たことを、訳者として一読者として、非常に幸運だったと思っている。

高橋由紀子

Notes

INTRODUCTION

1. Ellen J. Langer, *Mindfulness* (Reading, Mass.: Addison-Wesley, 1989).
2. Ellen J. Langer, *Counterclockwise: Mindful Health and the Power of Possibility* (New York: Ballantine Books, 2009).

CHAPTER 1: WHOSE RULES?

1. Russell H. Fazio, Edwin A. Effrein, and Victoria J. Falender, "Self-Perceptions Following Social Interaction", *Journal of Personality and Social Psychology* 41, no. 2 (1981): 232.
2. Alison L. Chasteen et al., "How Feelings of Stereotype Threat Influence Older Adults' Memory Performance," *Experimental Aging Research* 31, no. 3 (2005): 235-60.
3. Steven J. Spencer, Claude M. Steele, and Diane M. Quinn, "Stereotype Threat and Women's Math Performance", *Joumal of Experimental Social Psychology* 35, no. 1 (1999): 4-28.
4. Christelle Tchangha Ngnoumen, "The Use of Socio-Cognitive Mindfulness in Mitigating Implicit Bias and Stereotype-Activated Behaviors", PhD diss., Harvard University, 2019.
5. Anthony G. Greenwald, Brian A. Nosek, and Mahzarin R. Banaji, "Understanding and Using the Implicit Association Test: I. An Improved Scoring Algorithm", *Journal ofPersonality and Social Psychology* 85,no.2 (2003): 197.
6. Ellen J. Langer, *On Becoming an Artist: Reinventing Yourself Through Mindful Creativity* (New York: Ballantine Books, 2007).
7. Peter Aungle, Karyn Gunnet-Shoval, and Ellen J. Langer, "The Borderline Effect for Diabetes: When No Difference Makes a Difference", unpublished manuscript.

CHAPTER 2: RISK, PREDICTION, AND THE ILLUSION OF CONTROL

1. Michael W. Morris, Erica Carranza, and Craig R. Fox, "Mistaken Identity: Activating Conservative Political Identities Induces 'Conservative' Financial Decisions", *Psychological Science* 19, no. 11 (2008): 1154-60.
2. Daniel Gilbert, *Stumbling on Happiness* (Toronto: Vintage Canada, 2009).
3. Ellen J. Langer, "The Illusion of Control", *Journal of Personality and Social Psychology* 32, no. 2 (1975): 311.
4. Nathanael J. Fast et al., "Illusory Control: A Generative Force Behind Power's Far-Reaching Effects", *Psychological Science* 20, no. 4 (2009): 502-8.
5. Mark Fenton-O'Creevy et al., "Trading on Illusions: Unrealistic Perceptions of Control and Trading Performance", *Journal of Occupational and Organizational Psychology* 76, no. 1 (2003): 53-68.
6. David C. Glass and Jerome E. Singer, *Urban Stress: Experiments on Noise and Social Stressors* (New York: Academic Press, 1972).

CHAPTER 3: A WORLD OF PLENTY

1. S. Snow and E. Langer, unpublished data.
2. Ellen J. Langer, *Mindfulness*, Twenty-Fifth Anniversary Edition (New York: Da Capo Press, 2014).
3. Mark Twain, *The Prince and the Pauper* (New York: Bantam Dell, 2007).
4. Raymond Queneau, *Exercises in Style* (London: John Colder, 1998).
5. Mihnea Moldoveanu and Ellen Langer, "False Memories of the Future: A Critique of the Applications of Probabilistic Reasoning to the Study of Cognitive Processes", *Psychological Review* 109, no. 2 (2002): 358.
6. Ellen Langer et al., "Believing Is Seeing: Using Mindlessness (Mindfully) to Improve Visual Acuity", *Psychological Science* 21, no. 5 (2010): 661-66.

CHAPTER 4: WHY DECIDE?

1. Irving L. Janis and Leon Mann, *Deczsion Making: A Psychological Analysis of Conflict, Choice, and Commitment* (New York: Free Press, 1977).
2. Daniel Kahneman, *Thinking, Fast and Slow* (New York: Macmillan, 2011).
3. H. Igor Ansoff, *Corporate Strategy: An Analytic Approach to Business Policy for Growth and Expansion* (New York: McGraw-Hill, 1965).
4. Barry Schwartz, *The Paradox of Choice: Why More Is Less* (New York: Ecco, 2004).
5. Herbert A. Simon, "Rational Choice and the Structure of the Environment", *Psychological Review* 63, no. 2 (1956): 129.
6. Clyde Hendrick, Judson Mills, and Charles A. Kiesler, "Decision Time as a Function of the Number and Complexity of Equally Attractive Alternatives", *Journal of Personality and Social Psychology* 8, no. 3pl (1968): 313.
7. Sheena S. Iyengar and Mark R. Lepper, "When Choice Is Demotivating: Can One Desire Too Much of a Good Thing?" *Journal of Personality and Social Psychology* 79, no. 6 (2000): 995.
8. Martin Lindstrom, *Buyology: Truth and Lies About Why We Buy* (New York: Currency, 2008).
9. Sian L. Beilock and Thomas H. Carr, "When High-Powered People Fail: Working Memory and 'Choking Under Pressure' in Math", *Psychological Science* 16, no. 2 (2005): 101-5.
10. Shai Danziger, Jonathan Levav, and Liora Avnaim-Pesso, "Extraneous Factors in Judicial Decisions", *Proceedings of the National Academy of Sciences* 108, no. 17 (2011): 6889-92.
11. Daniel Kahneman and Amos Tversky, "Prospect Theory: An Analysis of Decision Under Risk", in L. C. Maclean and W. T. Ziemba,*Handbook of the Fundamentals of Financial Decision Making: Part I* (Hackensack, N.J.: World Scientific, 2013), 99-127.
12. Antonio R. Damasio, *Descartes' Error* (New York: Random House, 2006).
13. Simon, "Rational Choice".

CHAPTER 5: LEVEL UP

1. Judith B. White et al., "Frequent Social Comparisons and Destructive Emotions and Behaviors: The Dark Side of Social Comparisons", *Journal of Adult Development* 13, no. 1 (2006): 36-44.
2. Leon Festinger, "A Theory of Social Comparison Processes", *Human Relations* 7, no. 2 (1954): 117-40.
3. William J. McGuire, "An Additional Future for Psychological Science", *Perspectives on Psychological Science* 8, no. 4 (2013): 414-23.
4. Samuel Rickless, Plato's *Form in Transition: A Reading of the Parmenides* (Cambridge: Cambridge University Press, 2007).
5. Kristopher L. Nichols, Neha Dhawan, and Ellen J. Langer, "Try Versus Do: The Framing Effects of Language on Performance", in preparation.

CHAPTER 6: MIND AND BODY AS ONE

1. George L. Engel, "The Clinical Application of the Biopsychosocial Model", *The Journal of Medicine and Philosophy: A Forum for Bioethics and Philosophy of Medicine* 6, no. 2 (1981): 101-24.
2. Judith Rodin and Ellen J. Langer, "Long-term Effects of a Control-Relevant Intervention with the Institutionalized Aged", *Journal of Personality and Social Psychology* 35, no. 12 (1977): 897.
3. Richard Schulz and Barbara H. Hanusa, "Long-term Effects of Control and Predictability-Enhancing Interventions: Findings and Ethical Issues", *Journal of Personality and Social Psychology* 36, no. 11 (1978): 1194.
4. Ellen J. Langer et al., "Environmental Determinants of Memory Improvement in Late Adulthood", *Journal of Personality and Social Psychology* 37, no. 11 (1979): 2003.
5. Charles N. Alexander et al., "Transcendental Meditation, Mindfulness, and Longevity: An Experimental Study with the Elderly", *Journal of Personality and Social Psychology* 57, no. 6 (1989): 950.
6. Maya Schiller, Tamar L. Ben-Shaanan, and Asya Rolls, "Neuronal Regulation of Immunity: Why,

How and Where?" *Nature Reviews Immunology* 21, no. 1 (2021): 20-36.
7. Esther Landhuis, "The Brain Can Recall and Reawaken Past Immune Responses", *Quanta Magazine*, November 8, 2021, https://www.quantamagazine.org/new-science-shows-imm une -mem ory-in-the-brain-20211108/.
8. Tamar L. Ben-Shaanan et al., "Activation of the Reward System Boosts Innate and Adaptive Immunity", *Nature Medicine* 22, no. 8 (2016): 940-44.
9. E. Langer, B. Chanowitz, S., Jacobs, M. Rhodes, M., Palmerino, and P. Thayer, "Nonsequential Development and Aging", in eds. C. Alexander and E. Langer, *Higher Stages of Human Development* (New York: Oxford University Press, 1990).
10. Francesco Pagnini et al., "Ageing as a Mindset: A Study Protocol to Rejuvenate Older Adults with a Counterclockwise Psychological Intervention", *BMJ Open* 9, no. 7 (2019): e030411.
11. Laura M. Hsu, Jaewoo Chung, and Ellen J. Langer, "The Influence of Age-Related Cues on Health and Longevity", *Perspectives on Psychological Science* 5, no. 6 (2010): 632-48.
12. Alia J. Crum and Ellen J. Langer, "Mind-Set Matters: Exercise and the Placebo Effect", *Psychological Science* 18, no. 2 (2007): 165-71.
13. Octavia H. Zahrt and Alia J. Crum, "Perceived Physical Activity and Mortality: Evidence from Three Nationally Representative US Samples", *Health Psychology* 36, no. 11 (2017): 1017.
14. Abiola Keller et al., "Does the Perception That Stress Affects Health Matter? The Association with Health and Mortality", *Health Psychology* 31, no. 5 (2012): 677.
15. Shadab A. Rahman et al., "Manipulating Sleep Duration Perception Changes Cognitive Performance: An Exploratory Analysis", *Journal of Psychosomatic Research* 132 (2020): 109992.
16. Langer, *Counterclockwise*, 123.
17. Stayce Camparo et al., "The Fatigue Illusion: The Physical Effects of Mindlessness", *Humanities and Social Sciences Communications*, in review.
18. Bradley P. Turnwald et al., "Learning One's Genetic Risk Changes Physiology Independent of Actual Genetic Risk", *Nature Human Behaviour* 3, no. 1 (2019): 48-56.
19. Lawrence E. Williams and John A. Bargh, "Experiencing Physical Warmth Promotes Interpersonal Warmth", *Science* 322, no. 5901 (2008): 606-7.
20. Hans Ijzerman and Gün R. Semin, "The Thermometer of Social Relations: Mapping Social Proximity on Temperature", *Psychological Science* 20, no. 10 (2009): 1214-20.
21. Tristen K. Inagaki and Naomi I. Eisenberger, "Shared Neural Mechanisms Underlying Social Warmth and Physical Warmth", *Psychological Science* 24, no. 11 (2013): 2272-80.
22. Naomi I. Eisenberger, Matthew D. Lieberman, and Kipling D. Williams, "Does Rejection Hurt? An fMRI Study of Social Exclusion", *Science* 302, no. 5643 (2003): 29-92.
23. Fritz Strack, Leonard L. Martin, and Sabine Stepper, "Inhibiting and Facilitating Conditions of the Human Smile: A Nonobtrusive Test of the Facial Feedback Hypothesis", *Journal ofPersonality and Social Psychology* 54, no. 5 (1988): 768.
24. E. Langer, A. Madenci, M. Djikic, M. Pirson, and R. Donahue, "Believing Is Seeing: Using Mindlessness (Mindfully) to Improve Visual Acuity", *Psychological Science*, 21, no. 5 (2010): 662-66.
25. Karyn Gunnet-Shoval and Ellen J. Langer, "Improving Hearing: Making It Harder to Make It Easier", unpublished manuscript.
26. Cheves West Perky, "An Experimental Study oflmagination; *The American Journal of Psychology* 21, no. 3 (1910): 422-52.
27. Carey K. Morewedge,Young Eun Huh, and Joachim Vosgerau,"Thought for Food: Imagined Consumption Reduces Actual Consumption", *Science* 330, no. 6010 (2010): 1530-33.
28. Dalia Ofer and Lenore J. Weitzman, eds., *Women in the Holocaust* (New Haven, Conn.: Yale University Press, 1998).
29. Cara De Silva, ed., *In Memory's Kitchen: A Legacy from the Women of Terezin* (Lanham, Md.: Jason Aronson, 2006).
30. Vinoth K. Ranganathan et al., "From Mental Power to Muscle Power: Gaining Strength by Using the Mind", *Neuropsychologia* 42, no. 7 (2004): 944-56.

31. Robert L. Woolfolk, Mark W. Parrish, and Shane M. Murphy, "The Effects of Positive and Negative Imagery on Motor Skill Performance", *Cognitive Therapy and Research* 9, no. 3 (1985): 335-41.
32. Erin M. Shackell and Lionel G. Standing, "Mind over Matter: Mental Training Increases Physical Strength", *North American Journal of* Psychology 9, no. 1 (2007).
33. C. Balzarini, F. Grosso, and F. Pagnini, "I Believe I Can Fly: Flight Visualization Improves Jump Performance in Volleyball Players", unpublished manuscript.
34. Ibid.
35. Christel J.M. de Blok et al., "Breast Cancer Risk in Transgender People Receiving Hormone Treatment: Nationwide Cohort Study in the Netherlands", *The BMJ* 365 (2019).
36. Sari M. Van Anders, Jeffrey Steiger, and Katherine L. Goldey, "Effects of Gendered Behavior on Testosterone in Women and Men", *Proceedings of the National Academy of Sciences* 112, no. 45 (2015): 13805-10.

CHAPTER 7: PLACEBOS AND OUTLIERS

1. Stephen Cohen, Richard C. Burns, and Karl Keiser, eds., *Pathways of the Pulp*, vol. 9 (St. Louis: Mosby, 1998).
2. Anton J. M. De Craen et al., "Placebos and Placebo Effects in Medicine: Historical Overview", *Journal of the Royal Society of Medicine* 92, no. 10 (1999): 511-15.
3. Ibid.
4. Stefan Zweig, *Mental Healers: Franz Anton Mesmer, Mary Baker Eddy, Sigmund Freud* (Lexington, Mass.: Plunkett Lake Press, 2019).
5. Matthew Syed, *Black Box Thinking: The Surprising Truth About Success* (London:John Murray, 2015).
6. Stewart Wolf, "Effects of Suggestion and Conditioning on the Action of Chemical Agents in Human Subjects—The Pharmacology of Placebos", *The Journal of Clinical Investigation* 29, no. 1 (1950): 100-109.
7. Irving Kirsch and Lynne J. Weixel, "Double-blind Versus Deceptive Administration of a Placebo", *Behavioral Neuroscience* 102, no. 2 (1988): 319.
8. Ruth Macklin, "The Ethical Problems with Sham Surgery in Clinical Research", *New England Journal of Medicine* 341, no. 13 (1999): 992-96.
9. Amar Astradsson and Tipu Aziz, "Parkinson's Disease: Fetal Cell or Stem Cell Derived Treatments", *The BMJ* 352 (2016).
10. J. Bruce Moseley et al., "A Controlled Trial of Arthroscopic Surgery for Osteoarthritis of the Knee", *New England Journal of Medicine* 347, no. 2 (2002): 81-88.
11. Stephen P. Stone, "Unusual, Innovative, and Long-Forgotten Remedies", *Dermatologic Clinics* 18, no. 2 (2000): 323-38.
12. Michael E. Wechsler et al., "Active Albuterol or Placebo, Sham Acupuncture, or No Intervention in Asthma", *New England journal of Medicine* 365, no. 2 (2011): 119-26.
13. I. Hashish, W. Harvey, and M. Harris, "Anti-inflammatory Effects of Ultrasound Therapy: Evidence for a Major Placebo Effect," *Rheumatology* 25, no. 1 (1986): 77-81.
14. Alexandra Ilnyckyj et al., "Quantification of the Placebo Response in Ulcerative Colitis", *Gastroenterology* 112, no. 6 (1997): 1854-58.
15. Baba Shiv, Ziv Carmon, and Dan Ariely, "Placebo Effects of Marketing Actions: Consumers May Get What They Pay For", *Journal of Marketing Research* 42, no. 4 (2005): 383-93.
16. Rebecca L. Waber, Baba Shiv, Ziv Carmon, and D. Ariely, "Commercial Features of Placebo and Therapeutic", *JAMA* 299, no. 9 (2008): 1016-17.
17. Ibid.
18. Anton J. M. De Craen et al., "Effect of Colour of Drugs: Systematic Review of Perceived Effect of Drugs and of Their Effectiveness", *The BMJ* 313, no. 7072 (1996): 1624-26.
19. Louis W. Buckalew and Kenneth E. Coffield, "An Investigation of Drug Expectancy as a Function

of Capsule Color and Size and Preparation Form", *Journal of Clinical Psychopharmacology* 2, no. 4 (1982): 245-48.
20. Ellen J. Langer, Arthur Blank, and Benzion Chanowitz, "The Mindlessness of Ostensibly Thoughtful Action: The Role of 'Placebic' Information in Interpersonal Interaction", *Journal of Personality and Social Psychology* 36, no. 6 (1978): 635.
21. Alan D. Sokal, "Transgressing the Boundaries: Toward a Transformative Hermeneutics of Quantum Gravity", *Social Text* 46147 (1996): 217-52.
22. Zack Beauchamp, "The Controversy Around Hoax Studies in Critical Theory, Explained", Vox, October 15, 2018, https://www.vox.com/2018/10/15/17951492/grievance-studies-sokal-squared-hoax.
23. Anthony Vernillo, "Placebos in Clinical Practice and the Power of Suggestion", *The American Journal of Bioethics* 9, no. 12 (2009): 32-33.
24. Irving Kirsch, "Placebo Effect in the Treatment of Depression and Anxiety", *Frontiers in Psychiatry* 10 (2019): 407.
25. Fabrizio Benedetti, "Neurobiological Mechanisms of the Placebo Effect", *Journal of Neuroscience* 25, no. 45 (2005): 10390-402.
26. Lee C. Park and Lino Covi, "Nonblind Placebo Trial: An Exploration of Neurotic Patients'Responses to Placebo When Its Inert Content Is Disclosed", *Archives of General Psychiatry* 12, no. 4 (1965): 336-45.
27. Eric S. Zhou et al., "Open-Label Placebo Reduces Fatigue in Cancer Survivors: A Randomized Trial", *Supportive Care in Cancer* 27, no. 6 (2019): 2179-87.
28. Teri W. Hoenemeyer, "Open-Label Placebo Treatment for Cancer-Related Fatigue: A Randomized-Controlled Clinical Trial", *Scientific Reports* 8, no. 1 (2018): 1-8.
29. Marc Barasch, "A Psychology of the Miraculous", *Psychology Today*, March 1, 1994, https://www.psychologytoday.com/us/articles/199403/psychology-the-miraculous.
30. G. B. Challis and H.J. Stam, "The Spontaneous Regression of Cancer: A Review of Cases from 1900 to 1987," *Acta Oncologica* 29, no. 5 (1990): 545-50.
31. Kelly A. Turner, "Spontaneous/Radical Remission of Cancer: Transpersonal Results from a Grounded Theory Study", *The International Journal of Transpersonal Studies* 33 (2014): 7.
32. Chanmo Park et al., "Blood Sugar Level Follows Perceived Time Rather Than Actual Time in People with Type 2 Diabetes", *Proceedings of the National Academy of Sciences* 113, no. 29 (2016): 8168-70.
33. Alia J. Crum et al., "Mind over Milkshakes: Mindsets, Not Just Nutrients, Determine Ghrelin Response", *Health Psychology* 30, no. 4 (2011): 424.
34. P. Aungle and E. Langer, "Which Time Heals All Wounds, Real or Perceived?" in preparation.
35. C. E. Park et al., "Mindful View of the Common Cold", in preparation.

CHAPTER 8: ATTENTION TO VARIABILITY

1. Laura L. Delizonna, Ryan P. Williams, and Ellen J. Langer, "The Effect of Mindfulness on Heart Rate Control", *Journal of Adult Development* 16, no. 2 (2009): 61-65.
2. Sigal Zilcha-Mano and Ellen Langer, "Mindful Attention to Variability Intervention and Successful Pregnancy Outcomes", *Journal of Clinical Psychology* 72, no. 9 (2016): 897-907.
3. Katherine Elizabeth Bercovitz, "Mindfully Attending to Variability: Challenging Chronicity Beliefs in Two Populations", PhD diss., Harvard University, 2019.
4. Noga Tsur et al., "The Effect of Mindful Attention Training for Pain Modulation Capacity: Exploring the Mindfulness-Pain Link", *Journal of Clinical Psychology* 77, no. 4 (2021): 896-909.
5. Francesco Pagnini et al., "Mindfulness, Physical Impairment and Psychological Well-Being in People with Amyotrophic Lateral Sclerosis", *Psychology and Health* 30, no. 5 (2015): 503-17.
6. F. Pagnini et al., "Longitudinal Associations Between Mindfulness and Well-being in People with Multiple Sclerosis", *International Journal of Clinical and Health Psychology* 19, no. 1 (2019): 22-30.

7. M. Demers et al., "Feasibility of an Online Langerian Mindfulness Program for Stroke Survivors and Caregivers", *OTJR: Occupation, Particzpation and Health* 42, no. 3 (2022): 228-37.
8. Rita Charon, *Narrative Medicine* (New York: Oxford University Press, 2008).

CHAPTER 9: MINDFUL CONTAGION
1. Ellen J. Langer and John Sviokla, "Charisma from a Mindfulness Perspective", unpublished manuscript.
2. Ellen J. Langer et al., "Mindfulness as a Psychological Attractor: The Effect on Children", *Journal of Applied Social Psychology*, 42, no. 5 (2012): 1114-22.
3. Chiara S. Haller et al., "Mindful Creativity Matters: Trajectories of Reported Functioning After Severe Traumatic Brain Injury as a Function of Mindful Creativity in Patients' Relatives: A Multilevel Analysis", *Quality of Life Research* 26, no. 4 (2017): 893-902.
4. Becca Levy and Ellen Langer, "Aging Free from Negative Stereotypes: Successful Memory in China Among the American Deaf", *Journal of Personality and Social Psychology* 66, no. 6 (1994): 989.
5. Heather Junqueira et al., "Accuracy of Canine Scent Detection of Lung Cancer in Blood Serum", *The FASEB Journal* 33, no. S1 (2019): 635.10.
6. Drupad K. Trivedi et al., "Discovery of Volatile Biomarkers of Parkinson's Disease from Sebum", *ACS Central Science* 5, no. 4 (2019): 599-606.
7. EllenJ. Langer and Judith Rodin, "The Effects of Choice and Enhanced Personal Responsibility for the Aged: A Field Experiment in an Institutional Setting", *Journal of Personality and Social Psychology* 34, no. 2 (1976): 191.
8. Ibid.

CHAPTER 10: WHY NOT?
1. William James, "What Psychical Research Has Accomplished", in William James, *The Will to Believe: and Other Essays in Popular Philosophy*, 299-327 (New York: Longmans, Green, 1896).
2. Solomon E. Asch, "Studies of Independence and Conformity: I. A Minority of One Against a Unanimous Majority", *Psychological Monographs: General and Applied* 70, no. 9 (1956): 1.
3. Ellen J. Langer et al., "An Exploration of Relationships Among Mindfulness, Longevity, and Senility", *Academic Psychology Bulletin* (1984).
4. Ellen Langer, Timothy Russell, and Noah Eisenkrafl, "Orchestral Pertormance and the Footprint of Mindfulness", *Psychology of Music* 37, no. 2 (2009): 125-36.
5. Robert B. Cialdini and Lloyd James, *Influence: Science and Practice*, vol. 4 (Boston: Pearson Education, 2009).
6. Shahar Arzy et al., "Misleading One Detail: A Preventable Mode of Diagnostic Error?" *Journal of Evaluation in Clinical Practice* 15, no. 5 (2009): 804-6.
7. Atul Gawande, *The Checklist Manifesto* (New York: Metropolitan Books, 2010).
8. A.G. Reece et al., "Forecasting the Onset and Course of Mental Illness with Twitter Data", *Scientific Reports* 7, no. 1 (2017): 1-11.
9. Roger S. Ulrich, "View Through a Window May Influence Recovery from Surgery", *Science* 224, no. 4647 (1984): 420-21.
10. Daniel J. Simons and Christopher F. Chabris, "Gorillas in Our Midst: Sustained Inattentional Blindness for Dynamic Events", *Perception* 28, no. 9 (1999): 1059-74.
11. Itai Yanai and Martin Lercher, "A Hypothesis Is a Liability", *Genome Biology* 21, no. 1 (2020): 1-5.
12. Daniel M. Wegner et al., "Paradoxical Effects of Thought Suppression", *Journal of Personality and Social Psychology* 53, no. 1 (1987): 5.

CHAPTER 11: A MINDFUL UTOPIA
1. Robert Rosenthal and Lenore Jacobson, "Pygmalion in the Classroom", *The Urban Review* 3, no. 1 (1968): 16-20.

著者略歴：**エレン・J・ランガー　Ph.D**
ハーバード大学において心理学のテニュアを取得した初の女性研究者。現在も同大学教授。「The Arthur W. Staats Award for Unifying Psychology」「Guggenheim Fellowship」「The Liberty Science Genius Award」など、卓越した科学的研究に贈られる賞を3回受賞。世界的ベストセラーとなった『Mindfulness』『The Power of Mindful Learning』『Counterclockwise』『On Becoming an Artist』を含め12冊の著書がある。社会心理学の分野の先駆的な実験は、NYタイムズ紙の「Year in Ideas」号に取り上げられた。世界中で「マインドフルネスの母」「ポジティブ心理学の母」として知られている。
マサチューセッツ州ケンブリッジ在住。

訳者略歴：**高橋由紀子**（Yukiko Takahashi）
翻訳家。慶應義塾大学文学部卒。『幸福優位7つの法則』（ショーン・エイカー）、『今ここに意識を集中する練習―心を強く、やわらかくする「マインドフルネス」入門』（ジャン・チョーズン・ベイズ）をはじめ、ポジティブ心理学、社会心理学、マインドフルネス関連の訳書多数。

装丁／山之口正和（OKIKATA）

校正／麦秋アートセンター
組版／株式会社キャップス

マインドフル・ボディ
ハーバード大学の人気教授が教える意識で身体を変える方法

第１刷　　2023年11月30日

著　者　エレン・J・ランガー
訳　者　高橋由紀子
発行者　小宮英行
発行所　株式会社徳間書店
〒141-8202 東京都品川区上大崎 3-1-1 目黒セントラルスクエア
電話 編集(03)5403-4344　販売(049)293-5521
振替 00140-0-44392

印刷・製本 中央精版印刷株式会社

ISBN978-4-19-865723-9